Les Impliqués Éditeur

Structure éditoriale récente fondée par L'Harmattan, Les Impliqués Éditeur a pour ambition de proposer au public des ouvrages de tous horizons, essentiellement dans les domaines des sciences humaines et de la création littéraire.

Déjà parus

So (David Landry), *Souvenir d'un passé récent*, témoignage, 2016.

Cichalewska (Iwona), *L'émoi et moi*, essai, 2016.

Tran Thi (Hao), *J'aurai vingt ans dans deux jours*, roman, 2016.

Melliti (Rosa), *Terre de bien-être pour la femme africaine*, essai, 2016.

Chavel (Raymond), *L'ironie du sort*, récits, 2016.

Dordain (Dominique), *Abécédaire du petit bogolan nord-sud*, 2016.

Delattre (Bernard), *2015 : Désespoirs, mais aussi des espoirs*, essai, 2016.

Colombier (Roger), *La commanderie de Prunay-le-Temple dans les Yvelines*, essai, 2016.

Giroux (Bruno), *Scènes familiales de la Caraïbe et d'ailleurs*, nouvelles, 2016.

Chavanne (Claude), *Kojimachi 5-7*, récit, 2016.

Ces dix derniers titres de ce secteur sont classés par ordre chronologique en commençant par le plus récent.
La liste complète des parutions, avec une courte présentation du contenu des ouvrages, peut être consultée sur le site :
www.lesimpliques.fr

La méthode DPR

21 bis, rue des écoles, 75005 Paris

www.lesimpliques.fr
contact@lesimpliques.fr

ISBN : 978-2-343-08425-1
EAN : 9782343084251

Joëlle Verdol

La méthode DPR

Dynamique/Projection/Réalisation

Les impliqués Éditeur

Du même auteur :

Joëlle VERDOL (en coécriture avec Philippe VERDOL)

- La voie de la fusion – Magnétisme, Spiritualité & Altermondialisme, 1ère édition Cap Béar éditions, octobre 2007, 152 pages.

Joëlle VERDOL

- La méthode DPR – Ne jetez plus votre colère par la fenêtre : créez ! 1ère édition Cap Béar éditions, mars 2008, 200 pages
- L'arbre à plumes, septembre 2009, éditions Ibis Rouge, 283 pages
- Les Commandeurs de l'aube, octobre 2013, éditions L'Harmattan, 680 pages

Contact: **joelle.verdol@orange.fr**

Website: **www.joelle-philippe-verdol.com**

PREFACE : DPR et SOIF DE LIBERTE

Plus encore au début de ce siècle, tous les académismes implosent progressivement de par l'aspiration humaine à se libérer des canons.
Parce qu'un beau jour, Joëlle avait décidé que les émotions pénibles qu'elle avait accumulées jusqu'alors devaient cesser de l'accompagner sous cette forme, elle entama une longue introspection qui devait durer sept ans. Au cours de cette période d'intense observation de soi et des autres, Joëlle conceptualisa peu à peu ce qui devait devenir la **DPR**, véritable méthode de transformation personnelle à partir de « l'effet ressort des émotions » associé aux propriétés du souffle et de la respiration consciente.

La **DPR** apparaît comme fortement atypique.
Elle n'est pas une thérapie (qu'elle soit longue ou brève). On ne saurait en effet la définir ainsi, puisqu'elle constitue une méthode d'accompagnement de l'Autre à l'accouchement de son âme. Un cycle **DPR** est accompli en 12 semaines, au terme desquelles émerge précisément l'âme de l'étudiant, après qu'il ait compris comment utiliser l'énergie de ses émotions pour transformer les trois supports de son individualité (ses corps physique, émotionnel et mental).
Paradoxalement, la **DPR** proclame la puissance de l'émotionnel chez l'homo sapiens actuel.
On peut ainsi la définir comme une maïeutique par l'émotionnel.
Pourquoi avoir choisi de placer l'émotion au centre de la méthode ? Ne s'agit-il pas d'une préoccupation archaïque de l'homme moderne ? En dépit de la mise en avant de sa rationalité, l'homme occidental actuel est confronté quotidiennement aux énergies destructrices de ses émotions induisant des pertes de repères de toutes sortes (névroses, psychoses, impuissance à trouver le sens de sa vie, difficultés de discernement, d'apprentissage, de concentration, de méditation, perte d'accès à sa spiritualité, ...).
A contrario des sciences conventionnelles de l'Etre qui ne cherchent qu'à en drainer les émotions par un constat sur la nature des causes et l'essence des souffrances, la **DPR** affirme l'inutilité de toute référence au passé de souffrance de l'étudiant (celui qui aspire à accoucher enfin de son âme). Cette absence de référence à la souffrance passée de l'étudiant est profondément respectueuse de sa sensibilité. Cela étant, seule l'énergie dont sont porteuses les émotions est considérée comme intéressante. Il ne s'agit donc pas de vider une nouvelle fois ses placards

en revivant ses douleurs ! La notion de karma apparaît bien comme une illusion qui fonctionne selon la même logique que le mythe judéo-chrétien, chez certains, de la nécessité de la douleur pour accéder au paradis ! En outre, l'énergie des émotions est considérée par elle-même comme infiniment précieuse : c'est le carburant qui alimentera les différentes transformations de l'Etre. « Ne jetez plus votre colère par la fenêtre ! Créez ! »

Véritable alchimie, la transformation intérieure de l'Etre par la **DPR** s'opère ici et maintenant dans une grande simplicité, véritablement sans effort, mais en pleine sincérité. Ne pas se mentir à soi-même !

La puissante maïeutique induite par la **DPR** est obtenue par l'usage approprié d'outils spécifiques élaborés ou adaptés par Joëlle :

- postures permettant de développer la confiance en soi et la conscience de soi
- anatomie subtile de l'homme (aura, chakras, ligne de hara, …)
- voyages intérieurs
- grille d'analyse des points fondamentaux de la projection verbalisée
- techniques de méditation sur le souffle, le son, l'image et la phrase, permettant de stimuler le lobe droit du cerveau et par là même d'activer le potentiel d'intuition, de créativité, de visualisation, d'aptitude à la compréhension et à la représentation globales. Ces mêmes techniques de méditation permettent également de développer le discernement. Elles constituent par ailleurs un moyen de rompre son isolement intérieur et de s'ouvrir à la communication avec les autres. Elles induisent enfin une puissante ouverture spirituelle de l'étudiant dont l'expression sera propre à chacun.
- …

Trois points restent cependant à élucider conjointement :

- ➢ Pourquoi la DPR préconise-t-elle de « ne pas couper la tête au mental », n'en déplaise aux nombreux « tenants » d'un tel lâcher prise ?
- ➢ Comment s'opère la transformation de l'énergie des émotions en créativité?
- ➢ En quoi la DPR permet-elle de relier chacun à sa spiritualité ?

Parce qu'elle est une méditation, la **DPR** est une science de l'Etre qui préconise de « ne pas couper la tête au mental ».
Très généralement, en effet, la méditation se propose comme but la découverte de la véritable nature de l'Esprit. Une telle compréhension est sans doute la mission la plus importante dont nous puissions nous charger.
Dans notre conscience humaine, la méditation doit laisser émerger le caractère illusoire de l'ego ainsi que la vacuité de l'Esprit. A noter que tout illusoire qu'il soit, l'ego engendre la conscience de l'individualité séparée de l'Autre et du Tout en général. De cet ego sans consistance émergent des actions physiques, des émotions et des pensées qui nous semblent pourtant si réelles !
Le bouddhisme Tibétain propose deux aspects de la médiation : Chiné et Lhaktong.
Chiné, est le temps de la « pacification mentale » - conférant à la méditation stabilité, clarté et ouverture.
Les pensées et les émotions ne sont pas retenues et passent au second plan. En effet, l'étudiant est invité à ne retenir ni les pensées et émotions du passé, ni celles du futur – toutes deux susceptibles d'engendrer de la souffrance. Il doit se maintenir, ici et maintenant, dans le présent de son propre esprit. Pour ce faire, il peut s'appuyer ou non (situation de lâcher prise) sur différents supports (respiration, visualisation d'un Bouddha ou d'un mandala, etc.).
Lhaktong est l'accès à la « vision supérieure ».
Le plus souvent, la pratique de Lhaktong est recommandée après la maîtrise de Chiné.
NB : dans la pratique du bouddhisme Tibétain Chiné et Lhaktong ne sont pas nécessairement à dissocier. Joëlle exprime ainsi cette possibilité : « pour certains il ne sera pas nécessaire, voire concevable, de méditer d'abord sur le Beau, ensuite sur l'Essence du Beau » !
Une fois la stabilisation des pensées et émotions obtenue, on tente de procéder à une analyse mentale des caractéristiques de l'Esprit (localisation, forme, couleur, volume, etc.). Inévitablement, l'étudiant ne pourra qu'aboutir à la conclusion qu'il n'y a rien à trouver, puis il demeurera dans cet état où rien n'est trouvé. « Lhaktong ne se limite pas à la seule analyse, mais réside plutôt dans le fait de demeurer dans l'expérience qui se dégage lorsqu'on est arrivé au bout de l'analyse » [BOKAR Rimpotché Savoir Méditer – Tradition Tibétaine du Mahamoudra, Edition Claire Lumière 1996, 128 pages, p.82].

Ainsi, le mental de même que les émotions peuvent-ils être perçus comme des voiles de l'esprit au service de l'ego, ou au contraire comme le moyen par lequel l'ego accepte de s'effacer et l'esprit de se révéler.
Tant que l'individualité sera estimée nécessaire à l'expression de l'Intention de l'esprit, c'est alors toujours plus près de sa conscience que seront refaçonnés, dans la **DPR,** l'ego et ses trois véhicules (physique, émotionnel, mental).

La méditation est bel et bien le moteur par lequel la **DPR** transforme l'énergie des émotions. Celles-ci ont donc été identifiées sans ambiguïté comme une production de l'Esprit. De fait, un retour aux sources permet le desserrement généralement progressif mais quelques fois spectaculaire de l'étreinte de l'ego.
En définitive, la **DPR** a une telle profondeur parce qu'elle constitue avant tout une méditation particulièrement cohérente.
La qualité des résultats acquis par chacun dépend de la proximité avec laquelle il a su se rapprocher de sa nature ultime.
D'où le rôle clé de l'accompagnateur (attitude et qualités vibratoires) et de la relation d'accompagnement qu'il a su tisser.
La **DPR** est fondamentalement, non une thérapie ou une simple technique, mais à la fois une médi(t)ation et une relation d'accompagnement.

Nul doute qu'au-delà de la méthode, la **DPR** jette les bases d'une nouvelle science de l'Etre dont les contours, en tant que science de l'apprentissage de l'Etre et de son pouvoir créateur, consistent à permettre à chacun de développer la conscience de soi, la réconciliation avec soi (simplement être soi), le discernement (faire ses choix, savoir ce qu'on veut), l'expression des choix (leur juste formulation) et leur projection dans la matière de toute la force des émotions associées aux pensées des quatre méditations.
Est **DPR** toute démarche qui se propose un tel accompagnement !

Philippe VERDOL

REMERCIEMENTS

A Patricia
A Jil et Paul
A Philippe qui m'accompagna efficacement dans ma démarche d'écriture. Ses relectures de plus en plus intimes et innovantes m'ont été précieuses.

SOMMAIRE

PREFACE : DPR et SOIF DE LIBERTE 7
REMERCIEMENTS 11
SOMMAIRE 13
TABLE DES SCHEMAS 15
TABLE DES SEANCES 17
AVANT-PROPOS 19
IL EST TEMPS ! *21*
DE MA RECONSTRUCTION PERSONNELLE A L'ACCOMPAGNEMENT DES AUTRES : AUX SOURCES DE LA DPR. *25*
TRANSFORMER SES DECHARGES EMOTIONNELLES EN ENERGIE CREATRICE 35
CADRE METHODOLOGIQUE 41
CONSIDERATIONS THEORIQUES *(CHAPITRE 1)* *43*
CONSIDERATIONS PRATIQUES *(CHAPITRE 2)* *57*
PREMIERE PARTIE : L'APPROCHE PAR LE SOUFFLE 73
MEDITATION SUR LE SOUFFLE *75*
APPRENTISSAGE DE LA POSTURE *77*
APPRENTISSAGE DE LA RESPIRATION CONSCIENTE *89*
APPRENTISSAGE DE LA RELAXATION YOGUIQUE *103*
DEUXIEME PARTIE : 111
DE L'INTROSPECTION A L'AUTOVALORISATION 111
MEDITATION SUR LE SON *113*
PERCEPTION EXTERIEURE DIFFERENCIEE *115*
DECOUVRIR LE SON INTERIEUR *121*
MEDITATION SUR L'OBJET *131*
CHOIX DE L'OBJET / QUALITE DU REGARD *132*
COMMUNICATION AVEC L'OBJET *145*
CREATION DU LABORATOIRE *151*
TROISIEME PARTIE : LA DYNAMIQUE CREATIVE 163
MEDITATION SUR LA PHRASE *165*
CHOIX PERSONNEL D'UNE PHRASE *166*
CREATION D'UNE PHRASE DPR *171*
ACTIVATION DE LA PHRASE *185*
MEDITATION FINALE 189
LA RECAPITULATION ET LE LACHER PRISE *189*
UN CHEMIN D'EVEIL *(CHAPITRE 3)* *199*
A L'OUVRAGE SANS TARDER ! 207
TABLE DES MATIERES 211

TABLE DES SCHEMAS

n°1 **Murcha-Supta-Vajrâsana** 47
n° 2 **Cônes et sphères d'émission et de réception** 67
n°3 **Ligne de hara** 80
n° 4 **Ma posture zazen** 85
n°5 **Supta-Vajrâsana complète** 121
n° 6 **Dhrityâsana** 124
n° 7 **Trataka 1** 137
n° 8 **Trataka 2** 138
n° 9 **Trataka 3** 139
n° 10 **Ardha-Matsyendrâsana** 153
n° 11 **Posture du coyote-assis** 179
n° 12 **Posture du coyote – ensoleillement de la pinéale** 180

TABLE DES SEANCES

Séance n° 1 – La posture : les trois phases anticipées (13/03/05) 86
Séance n° 2 – La respiration : révélation onirique de la relation gémellaire (20/03/05) 99
Séance n° 3 – La relaxation : une séance, trois ressentis (27/03/05) 107
Séance n° 4 – L'écoute différenciée (03/04/05) 118
Séance n° 5 – Le son intérieur : « ce fut trop court » (20/03/05) 128
Séance n° 6 – La qualité du regard : « on va dessiner » (17/04/05) 142
Séance n° 7 – La communication avec l'objet : un florilège de perceptions (01/05/05) 148
Séance n° 8 – Le laboratoire : le voyage chamanique (08/05/05) 160
Séance n° 9 – Le choix de la phrase : elles construisent déjà leur propre phrase (22/05/05) 168
Séance n° 10 – La posture du coyote : Carole a solution à tout (05/06/05) 181
Séance n°11 – Activation de la phrase : « je vis quelque chose de super ! » (12/06/05) 187
Séance n°12 – Récapitulation et lâcher prise : question de portable (21/06/05) 197

AVANT-PROPOS

- **Il est temps !**
- **De ma reconstruction personnelle à l'accompagnement des autres : Aux sources de la DPR.**
- **Transformer ses décharges émotionnelles en énergie créatrice.**

IL EST TEMPS !

Un instant, le voleur, l'assassin et la prostituée s'étaient interrompus pour écouter le Saint Homme traiter de l'action juste.
Lorsqu'il annonça simplement : « il est temps », chacun l'entendit à sa manière – le voleur ressentit l'urgence de se remettre à voler sur le champ, l'assassin éprouva celle d'occire au plus tôt et la prostituée... celle de pratiquer sans délai l'action juste !
(D'après l'enseignement du Dharma).

« C'est beau ce que tu dis, écris-moi un livre ! ». Cette phrase, que prononça un jour Patricia, chemina dans ma tête. Je me sentis alors incapable d'écrire quoi que ce soit sur un tel sujet mais je pensai en même temps que si Patricia m'avait projetée dans de nouveaux travaux d'écriture, c'était en partie parce qu'elle avait – sans aucun doute – de réels dons de prémonition et de guidance. Alors que sans cesse je l'invitais à être consciente de ses facultés, devais-je maintenant rejeter le fruit de son discernement ? J'acceptai simplement sa projection. J'acceptai aussi de surmonter mes difficultés à écrire sur moi-même, à transmettre ma propre démarche. Les souvenirs parfois douloureux qui resurgissaient, étaient autant de barrières que j'avais intégrées depuis l'enfance et que personne n'avait jusqu'alors pu m'aider à dépasser significativement.

S'exprimer à l'oral est une chose, écrire en est une autre. Heureusement, cet exercice ne m'était pas étranger. J'avais en effet des cartons pleins de mes propres textes, pensées, poèmes et historiettes dont les fichiers avaient été perdus lors d'une malencontreuse intervention d'un informaticien sur le disque dur de mon ordinateur. Après avoir évalué la faisabilité du projet, je me proposai d'écrire la méthode **DPR**[1]**,** acceptant de faire consciemment l'impasse sur mes propres réticences, mes peurs et leur histoire.
Peu de temps après, Philippe, à son tour, m'invita à participer à la création d'un de ses livres[2]. Je proposai d'abord d'illustrer artistiquement

[1] Méthode que j'avais élaborée puis expérimentée sur moi-même et qui avait déjà fait ses preuves dans d'autres domaines.
[2] Joëlle et Philippe VERDOL, La voie de la fusion – Magnétisme, Spiritualité et Altermondialisme, première édition, octobre 2007 Editions Cap Béar, Deuxième édition à paraître courant 2016 chez L'Harmattan.

quelques pages – comme je sais faire – il accepta sans commentaires. Etais-je à ce point aveugle, pour ne pas voir immédiatement les conditions favorables que j'exhortais les gens à créer ? Elles se réunissaient autour de moi, les unes après les autres, comme si elles venaient d'un lointain passé, développant en moi des sensations ignorées jusque-là. Contre toute attente, j'indiquai finalement à Philipe que je raconterais quelques histoires réelles qu'il pourrait glisser comme de véritables illustrations de ses propres écrits.

Je le sollicitai à mon tour pour relire mes textes. Les houleuses discussions qui suivaient toutes les corrections aboutirent finalement à un renoncement de ma part de poursuivre. Je souffrais de me justifier sans cesse sur les tournures syntaxiques que j'utilisais pour évoquer ou décrire tel ou tel événement. J'arrêtai tout, ne voulant aller plus loin dans ce qui me faisait encore trop souffrir.

Au bout de quelques jours, je me remis à écrire. J'abordai un autre sujet et lançai les premières idées du présent ouvrage. Quand Philippe me sollicita à nouveau pour ma contribution à notre premier ouvrage commun, je savais ce que je voulais dorénavant. Après d'ultimes mises au point, concernant ma place et mon implication plus importante hors des textes d'illustration, notre texte parvint à sa forme publiable.

Le bonheur d'écrire de façon continue et de front, des textes de plus en plus élaborés est venu dans la foulée, alors que je ne m'y attendais pas. Il m'a surprise comme ça, après coup, quand assise à ma table de travail, mon mari m'appela pour le repas du soir qu'il avait dû préparer avec les garçons. Très absorbée par ce que je faisais, j'avais oublié de l'organiser. Je m'entendis répondre : « je n'ai pas fini et j'en ai encore pour un bon moment ». Prise par cette activité, je n'avais pas vu passer l'heure et me surpris à en négliger ma famille ainsi que le repas pris ensemble, ô combien importants pour moi. Ces métarègles que j'avais retenues de mon éducation, recréées, imposées à mon mari et à mes enfants, avaient volé en éclats : je vivais quelque chose d'important et plus rien ne semblait avoir d'intérêt. Je comprenais tout à coup, les compromis que mon mari avait dû faire jusqu'ici, par amour ou pour ne pas me contrarier, en acceptant de telles contraintes, quand absorbé par son travail ou devant l'urgence d'un retard, il nous rejoignait à table pour la sacro-sainte réunion familiale quotidienne. Je les rejoignis alors que le repas s'achevait et m'excusai à plus d'un titre, pour le retard et pour ce que je venais de comprendre. Une fois seuls, je fis part à Philippe d'une autre découverte : « je suis contente ; j'aime ça ; je ne sais pas ce que ce

sera ; mais… je sais que j'aime ça ». Philippe me répondit : « sois heureuse dans ce que tu fais : c'est ce qui importe ».
Lancée par la même dynamique, je poursuis l'aventure d'écrire et, depuis la première édition de la Méthode **DPR**, je suis devenue romancière.
Là encore, la **DPR** s'avère d'une remarquable efficacité.

De fait, les circonstances ne sont pas encore réunies pour que je satisfasse de front une activité soutenue de plusieurs années en tant que formatrice ou accompagnatrice **DPR**, mon goût pour l'écriture des romans et l'achèvement de la trilogie **DPR**. A propos de cette dernière, peut-être me fallait-il en expérimenter davantage les protocoles ou affiner encore leur conceptualisation. Plus que jamais d'actualité, les thèmes de ces trois autres ouvrages annoncés dans la première édition sont universels : « Aimez-vous votre couple ? Harmonisation des relations amoureuses et tumultueuses en 12 séances par la méthode **DPR »** ; « A la recherche du petit prince. Accompagnement de notre enfant par la méthode **DPR** » ; « Méthode **DPR** : le manuel – plus de 100 exercices ».

Comme tout voyageur au long cours, nul port ne me retient. L'aventure m'attire beaucoup plus que la destination finale.
Pour moi, chaque nouvelle escale est un coffre au trésor.
Oui, rééditer La méthode **DPR** est une merveille !

DE MA RECONSTRUCTION PERSONNELLE A L'ACCOMPAGNEMENT DES AUTRES : AUX SOURCES DE LA DPR.

L'identité de chacun
« Nous sommes beaux de l'image de nous-mêmes. Aussi, invitons les autres à l'être à leur manière et non à la nôtre !
Nous sommes forts de nos identités exprimées. Entraînons donc les autres vers la force de leurs différences et non vers celle des nôtres !
Nous sommes sages de notre perception du monde. Alors, pourquoi ne pas simplement nous émerveiller en regardant la sagesse des autres » ? Joëlle VERDOL 2005

Je suis chrétienne, bouddhiste et animiste.

Catholique par l'éducation que j'ai reçue de mes parents, j'ai aimé les principes religieux qui m'ont été inculqués au sein de ma famille et aux cours de catéchisme du jeudi matin quand j'étais au primaire, puis à ceux du mercredi après-midi durant mes années collège. Les principes qui m'ont le plus marquée pendant les toutes premières années de ma vie sont la charité chrétienne et l'abnégation. Enfant, j'étais persuadé que le monde était partagé entre les bons d'une part et les méchants d'autre part. Je croyais alors qu'en appliquant au mieux les préceptes chrétiens je me situerais dans la catégorie des bons et qu'ainsi, récompensée, j'éviterais toutes les difficultés de la vie - celles-ci ne survenant que chez les gens qui n'appliquent pas les dix commandements. Parce que l'idée de la damnation immédiate m'angoissait, j'évitais de déplaire en tout. Cette analyse simpliste, qui n'a que peu évolué dans les vingt années qui ont suivi, m'a conduite vers des contradictions existentielles. Je renonçai à tout esprit de compétition et d'adversité, handicapant sérieusement mon avenir professionnel. Je les vivais alors comme génératrices de souffrances. En situation de compétition, je renonçais rapidement et me contentais du plaisir de l'autre. Je pensais alors que, face à l'adversité, à l'instar de Jésus, il fallait accepter les coups sans les rendre. Confusément j'apprenais, de façon naïve à cette période, à transcender la souffrance, physique d'abord, morale ensuite. A la moindre difficulté j'entrais dans le cruel schéma de la culpabilité. Ce qui m'arrivait, je le méritais du fait de mon mauvais comportement. Je m'attachais en vain, à me racheter silencieusement, aux yeux des autres ; je sollicitais une rédemption qui jamais n'arrivait. Je leur attribuais alors l'ignorance de ces fondements et les rangeais dans une troisième catégorie d'êtres humains : celle des ignorants. J'étais prête à tout pardonner et à oublier ma si petite personne. En fait j'érigeais autour de moi inconsciemment, une carapace de plus en plus résistante à ce que je considérais comme de la pure méchanceté ou de l'ignorance, selon le degré d'affection qui s'établissait entre les gens et moi.

Seulement, au cours de son évolution le cerveau n'a pas développé, me semble-t-il, de mécanisme réflexe pour court-circuiter définitivement la souffrance. La souffrance est ressentie puis, dans le meilleur des cas, canalisée. En fonction de son histoire, chacun élabore un processus de compensation lui permettant de la transcender sinon de l'accepter provisoirement. En ce sens, le cerveau va gérer l'information collectée qu'elle soit physique, mentale, ou encore émotionnelle. En dehors des réflexes permettant la préservation immédiate de l'individu face à une agression, le cerveau va faciliter « l'évacuation »[3] de la souffrance en intégrant une nouvelle donnée : le temps d'apaisement. Pour chacun, ce temps dit d'apaisement dépend essentiellement de sa capacité à canaliser sa souffrance ou de son endurance à la souffrance. Le cerveau fonctionne tout simplement par analogie : tout ce qui est nouveau est ainsi analysé, trié, et stocké. Une place privilégiée est accordée aux conditions environnementales, principalement aux émotions ressenties. Elles participent comme catalyseurs à l'opération de tri. Elles sont mémorisées et resurgissent instantanément à la moindre similitude. Le cerveau peut ainsi confronter, dans un premier temps, tout nouvel événement à une émotion antérieure indépendamment du souvenir de l'événement précédent/initial/de référence.

Au quotidien, j'étais dans une lutte intérieure profonde, cherchant sans cesse des justifications rationnelles au comportement des gens. Sans écouter mon corps, je focalisais toute mon énergie créatrice à la construction non de ma vie mais de barrières contre la vie que je pensais que les autres voulaient me faire vivre. Les barrières devenaient toujours plus denses mais jamais assez, selon moi. Je refusais le moule et m'enfermais dans mon propre sarcophage. Je me privais d'une partie de ma vie et de l'expérience de toutes nouvelles émotions. Seule dans mes méandres contradictoires, je cogitais. A ce stade de mon évolution, l'analyse de mes propres métarègles se révéla, elle aussi, fructueuse à plus

---

[3] En expulsant le plus vite possible la souffrance, le cerveau a plusieurs possibilités : garder tel quel le souvenir avec le risque de la revivre de façon intempestive sous d'autres stimuli, ou atténuer ses effets en se proposant l'oubli ou la distanciation évènementielle, ou encore transformer ses énergies, etc.

d'un titre. Je ne souhaitais pas abandonner ma religion, y associant néanmoins de bons souvenirs et pensant qu'elle demeurait – pour moi aussi – porteuse de vérités. Parallèlement, je me plongeai dans une autre forme de compréhension de mes propres croyances. Je recherchais la parole ou l'interprétation qui m'aurait sournoisement induite en erreur.
Depuis, la révélation demeure sans faille ; « Aime ton prochain comme toi-même ! ». La compréhension d'une telle phrase passe nécessairement par une étude syntaxique. Cette phrase comporte deux parties qui toutes deux ont leur importance. Sa première partie porte sur l'amour du prochain ; c'est à mon sens, une émanation de soi vers l'autre. Cette portion de phrase est celle qui est généralement retenue et propagée. La seconde partie de la parole est pourtant la plus fondamentale car elle exprime l'amour de soi. L'antériorité de cette seconde partie ne fait aucun doute. Commençons par nous aimer nous-mêmes, aimons ensuite les autres. Effectivement, c'est dans ce sens que devrait être dit, sinon compris, ce fondement de la foi chrétienne. L'amour de l'autre passe avant tout par l'amour de soi. Aimons-nous nous-mêmes avant de demander aux autres de nous aimer.
J'avais enfin pu dépasser la croyance selon laquelle seul autrui pouvait être réceptacle d'amour.
Ma nouvelle compréhension de l'exhortation du Christ à aimer son prochain comme soi-même m'a propulsée dans une démarche d'amour envers tous les êtres y compris moi-même.

J'appris rapidement comment chacun pouvait être à l'origine de son bonheur ou accepter par le biais de métarègles non comprises d'entrer dans un cycle de souffrances. Je revisitai l'ensemble de mes métarègles et commençai à les décortiquer. Dans un premier temps, la rétrospection fut douloureuse. Ce travail sur moi comportait des zones de souffrances car il créait en moi de véritables brèches. A chaque remise en question d'une croyance jusque-là établie et conditionnant par ailleurs mon comportement ou mes principes de vie, je m'effondrais dans une dépression toujours plus douloureuse.
Fort heureusement, ma nature optimiste reprenait assez vite le dessus quand ladite croyance avait été complètement décortiquée. Comme une ancienne horloge de précision dont l'amplitude du balancier se régulait automatiquement après chaque impulsion, après les souffrances de chaque introspection je retrouvais la stabilité initiale de mon rythme de référence. J'en déduis qu'un point de stabilité propre à chacun peut être identifié et que de la possibilité d'y accéder à volonté, de son contact plus

ou moins étroit, fréquent ou prolongé, découle une certaine qualité de mieux-être.
Ayant averti mon mari de ne prendre aucun risque et d'intervenir s'il constatait que la situation me dépassait, j'établis un code de « survie » et une durée approximative de ce travail. Je lui relatais systématiquement les investigations que je m'autorisais. Au fur et à mesure, je prenais de l'assurance et il me semblait que je découvrais en moi-même tout un pan de ma personnalité jusque-là inconnu.
A l'intérieur, une force – comme un autre moi-même – me guidait pas à pas, m'encourageait et me rassurait. Je découvrais le sentiment étrange de me retrouver par bribes parfois inorganisées, de plus en plus en construction autour d'un centre stable et serein. Au début, je n'y accédais que très peu. Progressivement, sa réalité devint une certitude, un refuge. Savoir que je pouvais y accéder à tout moment, indépendamment de mes propres atermoiements et des vicissitudes rencontrées, augmentait ma confiance en moi.
A l'extérieur, je procédais par étapes en essayant de me ménager. Parfois néanmoins, la violence de ce que j'appelais par la suite « mon épluchage » me terrassait. Mais je tenais bon et Philippe aussi. Ma descente en moi-même a duré sept ans au lieu des cinq initialement escomptés. J'ai reçu beaucoup d'aide pendant tout ce temps. Elle venait du ciel, tantôt directement, tantôt transitant par des amitiés ici sur terre ; elle me faisait l'effet de véritables douches d'amour. Pour la première fois, j'acceptais sans poser de questions de m'y baigner. J'accueillais toute nouvelle manifestation d'amour avec délectation. Je prenais le temps de savourer ce mets inestimable. Aime-toi et le ciel t'aimera !
J'avais volontairement choisi de n'entreprendre aucune thérapie extérieure, ne souhaitant en aucune façon redéfinir ou amputer mon passé – consciente que j'étais de l'importance qu'il garderait pour moi jusqu'à la fin de ma construction actuelle. Parallèlement, je constatais que les manifestations de non amour ne m'affectaient plus de la même manière. Je découvrais que la détresse revêt des formes agressives – génératrices de souffrance – qui sont autant d'appels vers ceux qui peuvent les comprendre. Je suis restée sourde à ces appels bien des années. J'en ai émis moi-même aussi, sans en mesurer l'impact.
Personne ne peut remplir ce manque d'amour de soi si ce n'est soi-même. L'autre ne peut donner que son propre amour. Faisons naître l'amour en nous-mêmes et ne chargeons pas les autres de cette difficile mission. Elle le vaut bien.

Bouddhiste depuis toujours, ce n'est qu'à l'âge de quarante-quatre ans que je m'affirmai telle. Jusque-là, malgré mon attrait sans cesse croissant pour la philosophie bouddhiste, mon vécu du bhakti yoga[4], ma compréhension du monde des illusions créées par soi, mes pratiques méditatives renforcées depuis la prise de conscience de leur pouvoir bénéfique, la conscience de l'action juste, je ne parvenais pas à me débarrasser d'une métarègle persistante qui m'empêchait de concevoir que l'on puisse prendre dans les concepts religieux ou dans les philosophies qui nous entourent ce qui nous fait tout simplement plaisir. Le sentiment de trahir ma foi chrétienne s'estompa progressivement. Le bouddhisme n'étant pas exclusif, je l'associe aujourd'hui, pleinement au message d'amour du Christ.

Timidement au début, puis de façon plus systématique, c'est dans la respiration yogique, la pratique de certaines postures que je me suis relevée de mes angoisses. L'efficacité de ces outils ne faisait que m'étonner un peu plus chaque jour. La posture Ardha-Matsyendrâsana[5] augmentait ma confiance en moi. Je la pratiquais rarement mais la visualisais tous les jours, au volant de ma camionnette en parcourant la campagne à la rencontre de mes clients – à cette époque je vendais du riz – en récitant mes mantras.
Redoutant de replonger après chaque introspection, j'entrepris de pratiquer un art martial. L'aïkido – la voie de l'énergie libre – véritable voie de sagesse, me sembla tout indiqué. J'y appris à être moi-même. Je découvris autrement ma propre force physique, ses limites et la meilleure manière d'en faire usage. Je découvris le qi[6] en mouvement en moi et hors de moi. J'appris à pousser le kiai, ce son libérateur de l'énergie qui accompagne le mouvement, la puissance et la portée du son. Avec joie, je retrouvai les gestes et le plaisir de la sensation. Cette partie yang en moi se développa. Par la suite elle devait me servir dans toutes mes prises de décision. Restait le problème de sa sollicitation au moment opportun.
Depuis le début de ma démarche je m'étais fait confiance ; il s'agissait d'aller plus loin, de m'écouter et d'expérimenter tout ce que mon corps voudrait bien m'apprendre. Je passais alors de longs moments en bhakti yoga, dédiant mes méditations à la quête de moyens permettant la mobilisation des énergies yang de prise de décision. Un véritable dialogue

---

[4] Yoga de la dévotion. Dans chaque aspect du réel, il s'agit de reconnaître la marque du Divin auquel on rend grâce.
[5] Se reporter au cadre méthodologique.
[6] Le qi (ou chi) peut être défini comme un souffle vital dont la circulation libre ou alternée yin/yang, inspiration-expiration, génère l'harmonie.

s'instaura. L'immédiateté de la réaction apprise à l'aïkido me permit une interactivité fructueuse. Dans une conférence sur le chant, je reconnus Dhrityâsana[7] – véritable outil de prise de décision – et divers exercices de pranayama – favorisant entre autres, la libération de la voix – mais je fus déçue que le conférencier, qui n'était pas de culture indienne, n'en mentionne pas l'origine.

L'animisme est inhérent à ma propre manière de vivre et de penser. Je ne m'en suis aperçue qu'après la parution de la première édition de cet ouvrage. Généralement, l'occidental associe l'animisme aux religions dites primitives ou aux superstitions. Née sous des latitudes plus méridionales, je considère qu'il en va autrement.
Quand aucune réponse ne me parvient par telle ou telle pratique, par telle ou telle théorie, par telle ou telle spiritualité, j'ai confiance qu'elle me viendra d'une tout autre manière. Assurément, « la réponse, mon ami, est portée par le vent ». Cette pensée si belle, rappelée par le chanteur Bob Dylan, est de nature profondément animiste.
Il est indéniable que l'accès à la connaissance se réalise selon divers modes y compris de façon non cartésienne. Ainsi, une approche intuitive forte peut nous mettre directement en contact avec la connaissance. Ce mode de transmission qui, dans certaines parties du monde, s'appuie sur une claire vision ou sur une claire audience atteste bien des formidables potentialités du récepteur d'information qu'est l'être humain. Pour obtenir telle ou telle réponse, sommes-nous simplement sur la bonne fréquence ? Quel crédit accordons-nous aux réponses qui dérangent notre manière de penser ?
J'ai pu constater à maintes reprises que certaines informations nous sont directement délivrées par nos rêves. Bien sûr, leur interprétation ou leur compréhension comportent une large part de subjectivité. Néanmoins, pour peu que le rêveur retienne ce type d'informations, à son réveil il est rasséréné et mieux conscient de l'action jute. A contrario, le fait de ne pas avoir tenu compte de rêves prémonitoires peut mettre mal à l'aise lorsque la personne est confrontée à la réalité de la prémonition. Dès lors, le regret d'être passé à côté d'une information essentielle peut être intense durant plusieurs années.
La découverte d'une solution – scientifique ou non – émanera souvent de ceux qui l'auront « captée » le plus rapidement. Seront alors coiffés au poteau, ceux qui en dépit de leur intuition auront persisté dans un cartésianisme inefficace. La conscience du récepteur humain est d'autant

---

[7] Idem.

plus importante que l'information arrive avec son lot de préjugés. Chacun décode de mieux en mieux le langage de communication avec l'invisible, à mesure de l'expérimentation qu'il en fait.
Alors oui, si nous pensons que la réponse à toutes les questions est portée par le vent, les réponses à nos questions s'y trouvent aussi, sans aucun doute ! Si nous pensons que les plus grandes théories scientifiques peuvent être découvertes à califourchon sur une comète, que les lois de l'univers peuvent être décelées dans l'observation du monde depuis la planète du petit prince, alors nous nous offrons le plus beau récepteur de connaissance qui soit – exempt de tout a priori et de tout dogmatisme. Albert EINSTEIN n'avait-il pas confié que la théorie de la relativité lui était venue d'un rêve où il s'était vu traverser l'univers sur un rayon de lumière courbe ?
Il est dans la nature profonde de l'homme de chercher des réponses à ses questions. Reste que, le plus souvent, nous nous cantonnons aux réponses qui ont déjà été données, quand bien même elles sont inadéquates.

Toute proposition mentale ou environnementale, subjective ou objective, répondant à mon attente était expérimentée. Elle s'avérait généralement concluante.
J'explorais, expérimentais et élaborais patiemment une méthode de bien-être, qui devint progressivement la **DPR**, d'abord pour moi-même puis très rapidement pour tous. Elle n'empiétait ni sur la psychothérapie, ni sur la programmation neurolinguistique et encore moins sur le lavage de cerveau. Je refusais les descentes aux enfers qu'affectionnent particulièrement les nouvelles thérapies brèves, qui font remonter des émotions jusque-là tant bien que mal contenues, qui laissent une fois achevées de véritables champs de bataille et des êtres seuls avec leurs désillusions de n'être toujours pas aimés ou de s'être « loupés ». Ma recherche se tournait vers des principes simples ayant déjà fait leurs preuves, accessibles à tous, faciles à mettre en place et générateurs de confort et de plaisir dès les premiers instants. Je proposais une expérimentation par soi-même telle que je l'avais connue. L'étudiant n'est alors qu'accompagné dans une démarche personnelle, à charge pour lui de prendre dès que possible les rênes de son propre travail. Je passai en revue tous les exercices de yoga et de pranayama nécessaires y adjoignant les techniques de visualisation développées par fusion ou relaxation ainsi que les outils de création de phrases positives. Autant que possible, je souhaite proposer une méthode qui sinon évite du moins diminue la souffrance et les causes de la souffrance – dans ses objectifs comme dans

sa mise en place. J'avais les outils ainsi que leur finalité individuelle et globale. Ils étaient dorénavant inscrits en moi. Ma prise de décision se fit alors que les conditions de réalisation étaient enfin réunies. J'étais prête à accueillir Martine[8].

A l'instar des situations d'accompagnement, le parcours de la **DPR** sera conduit en 12 séances regroupées en 3 parties

- Partie 1 : L'approche du souffle

3 séances

  - Postures
  - Respiration
  - Relaxation

- Partie 2 : De l'introspection à l'auto-valorisation

5 séances

  - Son extérieur
  - Son intérieur
  - Choix de l'objet
  - Communication avec l'objet
  - Création du laboratoire

- Partie 3 : la dynamique créative

4 séances

  - Choix personnel d'une phrase
  - Création de la phrase
  - Activation d'une phrase
  - Récapitulation / Lâcher prise.

NB :
1°) Pour une meilleure compréhension de notre méthode, il sera nécessaire de s'imprégner préalablement du Cadre Méthodologique Théorique (Chapitre 1) et Pratique (Chapitre 2).
Dès lors chacun pourra mieux comprendre en quoi elle constitue un véritable Chemin d'Eveil (Chapitre 3).
2°) Ce chapitre trois ne sera abordé qu'après une présentation d'ensemble de la pratique.
3°) Indépendamment du découpage en trois parties, les séances s'organisent autour de quatre méditations. Les trois premières séances appartiennent à la méditation sur le souffle ; les deux suivantes se réfèrent à la méditation sur le son ; les trois d'après sont de la méditation

[8] La première personne, en dehors de moi-même, à expérimenter ma nouvelle méthode dans sa totalité.

sur l'objet et enfin les trois dernières sur la méditation sur la phrase – la douzième séance, particulière, reprenant mentalement la totalité de la **DPR**.

NB : la séance finale appelée « récapitulation » est de fait une **DPR** entière réalisable – physiquement ou mentalement – en 20 minutes. C'est une synthèse des quatre méditations.

4°) Dans la symbolique du chakra du cœur – lotus aux douze pétales – et de son ouverture pétale par pétale, chaque séance **DPR** sera assimilée à l'activation par l'étudiant d'un nouveau pétale. Après l'ouverture du douzième pétale, le cycle peut être arrêté ou repris (à la guise de l'étudiant) à un niveau supérieur.

5°) Le suivi d'une application, séance après séance, pourra se faire parallèlement à la découverte de la méthode.

TRANSFORMER SES DECHARGES EMOTIONNELLES EN ENERGIE CREATRICE

Par des séries d'exercices simples et répétés plusieurs fois, chacun apprend à maîtriser son corps, sa pensée et sa vie. Une combinaison du corps et de la pensée conduit à la mise en dynamique concrète des énergies alors mobilisées tant au niveau physique (comprenant l'émotionnel) ou mental. Considéré dans sa globalité, notre corps est un merveilleux véhicule dont tous les éléments quelle que soit la nature de leur réalité, contribuent à une parfaite harmonie. Les chocs traumatiques de tous genres encourus durant l'histoire de chaque individu, inscrivent des stigmates indélébiles, bloquant le passage des énergies, dans chacune de ses enveloppes. Celles-ci – de la plus tangible à la plus subtile – constituent autant de mémoires emmagasinées dont l'accès échappe en conscience à beaucoup d'entre nous. Ces mémoires douloureuses se réveillent par à-coups provoquant des mal-être difficilement gérables. Peuvent en découler des somatisations qui sont en fait des cristallisations incontrôlées de notre propre pouvoir créateur. Là aussi dans l'absolu, « rien ne se perd, rien ne se crée, tout se transforme » (Lavoisier). L'art de créer devient en conscience l'art de mobiliser le potentiel existant dans une dynamique créative autour d'une mise en forme aboutie ou projetée du modèle pensé. En utilisant cette matière énergétique, pré-créative, plus ou moins dense ou subtile, il est possible de transformer l'existant en une autre organisation de soi-même. Peu importe alors la nature du substrat en présence : seules les énergies différenciées et les outils de transformation sollicitent le creuset de l'alchimie physico-mentale.

Je propose donc non de remuer ou de récupérer ces mémoires mais simplement de les différencier par la propension émotionnelle qu'elles suscitent. **L'hypothèse que je vous invite à vérifier est celle de l'effet ressort des émotions.**

Sans rechercher le vécu, il s'agit en conscience de canaliser et de transformer la charge des émotions contenues en fonction de leur intensité et de leur orientation. Selon l'axe de la **DPR**, sur les mêmes registres énergétiques, elles pourront se déployer, sans retenue, dans toutes nos sphères d'expression créative. Cette libération d'énergie, tout en apportant un mieux-être, permet de se réaliser lors de l'acte de création puis dans son aboutissement. En résumé, notre histoire nous appartient ; elle a fait de nous ce que nous sommes. Récupérons les émotions collectées et donnons-leur un sens.

Je constatais que certains étudiants ayant subi beaucoup de souffrances d'origines multiples – ce que j'appelle les DED « Décharges Energétiques Douloureuses » – et sortant d'un cycle dépressif sévère, parvenaient à créer, par la mobilisation de leur propre potentiel énergétique activé, des techniques personnelles de réalisation de leur propre vie. L'aide que je leur proposais était centrée exclusivement sur les techniques de mobilisation de leur propre énergie.
La confiance en soi qui met chacun aux commandes de sa vie, si elle demeure naturelle chez certains individus, reste hasardeuse chez beaucoup d'autres. Cela peut s'expliquer par la faculté plus ou moins grande qu'ils auraient d'amortir les DED. On peut penser que moins l'individu aura subi de DED, plus il sera à même de développer une confiance en soi efficace. L'observation des situations diverses de manque de confiance en soi, m'amène à dire que l'exposition aux DED indépendamment de sa fréquence est différemment imprimée selon que l'individu est armé ou non à y faire face. L'attitude de réceptivité dépendra donc de la propension naturelle ou acquise de chacun à réagir. Une absence de réactivité, relative au domaine abordé, sera alors repérée très tôt et dépassée par des techniques simples de conscience de soi. Celles-ci s'appliquent tant au domaine émotionnel, qu'au domaine professionnel – pour ne citer que ceux qui reviennent le plus souvent.
Je conseillai à une amie qui avait développé une réelle confiance en soi sur le plan professionnel d'en faire de même sur le plan affectif qui était selon elle en piteux état. Je l'invitai à détacher momentanément son émotionnel et à procéder de façon objective à l'analyse de sa situation. Ayant un esprit de synthèse très développé, elle constata rapidement, qu'elle n'avait jamais envisagé de programmer ou de projeter ses aspirations sentimentales. Contrairement à ses habitudes dans les autres sphères de sa vie, elle attendait à ce niveau que les choses se fassent d'elles-mêmes. Pour corser les choses, ses rares projections quant à l'homme de sa vie étaient si contraignantes qu'elle avait tendance à dire : « je ne veux pas qu'il soit comme ci ou ça » et non « mon mari sera… ». Etant une femme aimant ou prenant plaisir à diriger sa vie, elle avait développé des mécanismes de décision qui se heurtaient à sa nonchalance émotionnelle. Elle freinait de fait la possibilité de rencontrer et de reconnaître l'homme de sa vie. Elle s'aventurait dans l'acceptation rapidement insupportable de rencontres hasardeuses. Le choix de sa vie de femme n'était non pas associé à sa vie d'épouse mais bien plutôt à sa vie sans le mari idéal. Débloquer les énergies émotionnelles qu'elle avait engrangées durant de longues années d'insatisfaction ne fut possible que lorsqu'elle accepta de renoncer à la métarègle qu'elle s'était forgée de la

toute-puissance de son pouvoir de décision. Néanmoins, romantique, elle avait laissé délibérément une place au hasard. Loin de lui proposer de tout rejeter en vrac, je lui conseillai de conserver plutôt son pouvoir de décision si chèrement acquis, si efficace par ailleurs mais « non expérimenté » dans ce domaine. « Pourquoi ne pas utiliser ta capacité à décider ou à organiser ta vie pour créer les conditions favorables à la réalisation de ton souhait ? »
Une multitude d'idées toutes excellentes furent joyeusement examinées. Consciente d'avoir activé son potentiel créatif, elle se rendit disponible à un grand amour. Le plaisir qu'elle prenait à cette nouvelle approche était déjà, à lui seul, garant de succès.

L'âme se réjouit d'avance de se savoir aimée par celui qui l'accueille

Les réalités complexes des décisions collectives offrent un champ d'étude des plus motivants. En effet, la décision unilatérale n'étant plus de mise, le lieu de concertation se trouve extériorisé et non neutre. Toute proposition individuelle requiert une plateforme de communication dont la construction doit tenir compte de la volonté du groupe de se constituer en entité à part entière. Un tel égrégore va trouver, à l'instar de l'individu isolé, ses ressources internes propres – indépendantes des histoires particulières de chacun de ses constituants. Seules les potentialités permettront, avec l'aide des outils de la **DPR**, la transformation des énergies accumulées en énergies créatives. La mise au pot commun de ces énergies disponibles et des facteurs de transformation sous-entend pour chacun une conscience de soi individuelle non concurrente mais concourante et un lâcher prise constructeur et objectivé de chacun. Par un effet de synergie, la dynamisation du groupe est, non pas la somme des dynamisations particulières, mais le résultat d'une stratégie par nature collective élaborée à partir des démarches d'implication personnelle. Celles-ci sont fonction de plusieurs critères (variant selon le domaine d'application) : la volonté (avouée ou inavouée) ou la peur d'appartenir au groupe ; la place dans le groupe ; l'intéressement (matériel ou non) résultant.
La démarche **DPR** propose donc une mise en relation du groupe physique préalablement constitué et de son égrégore mental. Une telle communication est possible par l'élargissement des techniques individuelles de prise de conscience du soi collectif, de visualisation des objectifs partagée et alimentée par chacun, du pouvoir créateur de la Pensée Globale.

Pour comprendre la complexité des chemins parcourus par chaque groupe, il est intéressant d'observer les stratégies élaborées par le couple qui, comme tout groupe, cherche à atteindre un objectif prédéfini ou qui lui est propre. A l'instar des Grecs anciens, je considère que le lien d'amour est la force de cohésion qui pousse les êtres à se rassembler et à rester ensemble. Il s'agit bien de se référer à des forces de nature attractive et de considérer le groupe comme une entité à part entière. A cette échelle, la conscience de soi, la visualisation des objectifs et le pouvoir créateur de la pensée, demandent non seulement une parfaite maîtrise des outils de la **DPR** individuelle, mais encore son extrapolation collective assimilée par chaque membre du groupe. Le développement de la méthode **DPR** appliquée aux groupes requerrait à lui seul un livre tout entier. Appliquons-nous d'ores et déjà à en exposer ici les prémisses nécessaires à la poursuite logique de la démarche et abordons dans ce premier livre l'étude de l'individu.

Tout au long de la rédaction de cet ouvrage, l'idée de vous faire partager une **DPR** telle que je la pratique concrètement me plaisait de plus en plus. Je relisais mes quelques notes, prises pour l'avancée des démarches déjà faites et bien que ces prises de notes constituaient, chacune, une solide démonstration de la méthode, je ne me décidais pas encore à les exploiter. J'émettais l'idée d'un nouvel accompagnement **DPR**, porteur lui aussi de ses propres spécificités. C'est alors que Carole ainsi que ses deux merveilleuses jeunes filles, Julie et Justine, me furent présentées.
La demande de Carole était simple, mais fondamentale : améliorer la communication entre ses filles qu'elle jugeait trop violente et participer un tant soit peu à leur relation fusionnelle dont elle souffrait d'être exclue. J'acceptai de relever ce double défi.
Menées de front, ces trois **DPR** ne manquèrent pas de me surprendre à plus d'un titre. Il ne s'agissait pas de démarche de groupe mais bien de trois démarches individuelles et parallèles. En effet, aucune volonté n'avait été manifestée de vivre une **DPR** collective. Le principe du partage de chaque vécu, enrichissant la démarche de chacun, allait néanmoins nous entraîner vers une synergie des plus formatrices pour moi, des plus productives pour ces trois étudiantes **DPR**. Pour la cohérence de la rédaction, nous retrouverons donc en fin d'exposé de chaque séance l'application qui illustre le mieux l'étape à franchir, comme une véritable ponctuation donnant du rythme à notre propos. Aussi, c'est à l'écoute et à la découverte de ces ressentis originaux et singuliers que je vous invite.

Séance préliminaire – première DPR du genre (06/03/05)

Carole, la maman des jumelles, a évité volontairement, selon moi, de dire à ses filles, l'objet de ma présence. C'est embarrassant mais, une fois l'effet de surprise passé, je trouve l'idée originale et expose ma méthode au groupe, sans qu'il n'y ait d'a priori. Justine est un peu en retrait durant toute la séance. Sa mère explique son attitude par le fait qu'elle soit légèrement souffrante. Toutefois, son approche inconsciente me semble intéressante. En effet c'est une bonne position que celle qui permet d'observer et d'écouter sans être principalement sollicitée.

Les deux sacs

La jeune mère me présenta ses filles alors âgées de seize ans en insistant sur le fait qu'elles n'étaient pas de vraies jumelles, alors qu'elles se ressemblaient, de prime abord, comme deux gouttes d'eau.

« Vous savez, elles n'étaient pas dans le même sac », me confia Carole! Je mis pourtant quelques minutes à les distinguer.

La constante réaffirmation par leur mère du fait de ne pas être de vraies jumelles les laissait dans un état de non-achèvement. Toutefois, leurs aspirations professionnelles futures, bien que différentes, revêtaient une similitude troublante. Sans imposer d'ordre, je les laissai s'exprimer à tour de rôle. Julie désirait s'occuper d'enfants en grandes difficultés psychomotrices tandis que Justine était attirée par un choix des plus intéressants. Etre vétérinaire semblait sa première orientation ; devenir psychologue son deuxième choix et, précisait-elle, le plus accessible. « Pour l'instant ! » avais-je ajouté. Dans les deux cas, je décelai une vocation indéniable à prodiguer des soins tantôt au corps physique, tantôt à la psyché (pour Justine) ; tantôt aux deux ensemble (pour Julie).

Leur attirance primordiale pour l'apaisement de la souffrance physique et/ou psychique, était-elle liée à leur propre vécu utérin et à l'insistance que semblait avoir la mère à les différencier ? J'étais d'abord troublée puis, mes appréhensions à cheminer pendant douze semaines dans le monde particulier de la gémellité s'envolèrent. Je savais d'expérience que leur venue sur terre par cette mère leur avait sans doute semblé le meilleur choix et qu'il était nécessaire de la joindre à notre démarche.

La réalité de leur gémellité allait bien au-delà de leur seule date de naissance, car un lien spécial avait dû présider à leur décision d'une arrivée simultanée sur terre. Comme la plupart des promus à l'incarnation, le souvenir en avait été effacé à la naissance, lors du « baiser de l'Ange de l'Oubli » et il leur appartenait maintenant à chacune, de donner un plein sens à sa vie actuelle.

Par la suite, nous avons discuté de toutes les considérations pratiques de la démarche **DPR**. Je les laissai en leur demandant d'une part d'observer autour d'elles la posture des gens qu'elles rencontreraient et d'autre part de formuler par écrit, sur un papier personnel qu'elles garderaient pour elles-mêmes, un souhait ou plutôt une aspiration finalisant les douze séances à venir.

CADRE METHODOLOGIQUE

- Considérations théoriques
- Considérations pratiques
- [Un chemin d'éveil]

CONSIDERATIONS THEORIQUES (CHAPITRE 1)

DEUX OUTILS DE PRISE DE DECISION

La force de l'action dans le geste mental ou vers une efficacité dans la conjugaison des corps (physique, émotionnel et mental).

Dhrityâsana

Dhrityâsana est une posture de recharge solaire de tous les chakras et particulièrement du plexus solaire. Telle un arc bandé, elle concentre les énergies yang collectées pour les redistribuer une fois spécialisées vers le lieu spatio-temporel de réalisation de l'objectif à l'intérieur mais surtout à l'extérieur de l'individu. En technique de voix, Dhrityâsana fonctionne de même, comme un véritable instrument de canalisation des énergies nécessaires permettant leur concentration, leur transformation en sons (registre des énergies vibratoires sonores) et enfin la redistribution infra-corporelle des sons différenciés, pour une restitution phonique extérieure de qualité exceptionnelle par rapport à l'octave initiale de l'utilisateur.
Commencer Dhrityâsana assis entre les talons, le buste bien droit, les mains sur les talons. A l'inspir, lever le bassin le plus haut possible en entraînant de fait le buste. La tête rejetée en arrière, prendre appui sans les lâcher sur les talons. Faire trois respirations complètes, puis dans l'expir revenir à la position de départ. Se pencher en avant, le front sur les poings superposés, et reprendre une respiration normale.

Véritable posture de l'action conquérante, Dhrityâsana impulse, par le renforcement des énergies yang du corps, une mobilisation des forces extérieures concourantes à l'objectivation de la pensée. La concentration du yang dynamise par synergie les énergies sollicitées sur les divers plans de conscience de la pensée créative. Cette orientation centripète des forces vers un objectif, trouve de fait, dans le support énergétique que constitue le corps dans cette posture, un catalyseur optimal. Celui-ci, comme un grand entonnoir, du fait de l'activation consciente et dirigée de ses cônes collecteurs d'énergies favorables, va les recevoir en effet depuis divers plans de réalité pour les cristalliser dans la réalité souhaitée. Autrement dit : par Dhrityâsana le corps devient une parabole de réception des énergies nécessaires à la réalisation de l'objectif. Les conditions favorables se déterminent, se rassemblent, se confrontent et trouvent leur place dans l'espace pré-créatif ainsi mobilisé. Un

renforcement du yang peut être apporté au préalable par l'absorption des énergies solaires dans la posture du coyote.
Durant l'activation qui intervient avant la réalisation, plus le souhait demandera de conditions de réalisation, plus celles-ci seront déterminantes – quant à leur force, leur polyvalence ou spécificité, leur faisabilité individuelle – plus leur mobilisation va requérir un tri coercitif de leur faisabilité conjuguée. Commençons donc par des rêves simples réalisables à brève échéance, avant de nous essayer à des aspirations plus complexes. A chaque jour son rêve et à chaque instant son miracle.
Dhrityâsana facilite donc de fait la dynamisation, la projection et la réalisation des objectifs qui nécessitent du yang et qui ont une orientation de soi vers les autres ou vers l'extérieur. Ce déplacement vers l'extérieur ou créativité extravertie, doit être parfaitement identifié avant l'émission d'une **DPR**.

Ardha-Matsyendrâsana

La posture Ardha-Matsyendrâsana que je pratique, n'est qu'une variante simplifiée de la posture complète. Pour la faire convenablement, je commence assise au sol ou sur une chaise. J'étire ma colonne vertébrale et la maintiens bien droite. Je replie la jambe droite en plaçant le talon droit à côté de la fesse gauche – le genou de cette jambe étant alors posé sur le sol devant moi. Je ramène ensuite la jambe gauche au-dessus de la jambe droite repliée – le talon gauche se plaçant à côté de la fesse droite. Je pose les mains sur chaque pied ou sur le genou supérieur – les deux étant superposés. Je pratique enfin plusieurs respirations complètes. Bien qu'elle soit décrite dans tous les bons manuels de hatha yoga, cette posture m'est venue naturellement tandis que j'essayais une posture similaire plus difficile qui demande de rester en équilibre assis sur le talon droit.
Ardha-Matsyendrâsana, comme beaucoup de postures de méditation, développe des états favorables à la transformation de soi. Néanmoins, elle peut être utile pour tout projet de nature à créer des modifications intérieures qu'elles soient physiques ou spirituelles. La mobilisation des énergies créatrices yin qu'elle génère concourt à la mise en place de conditions favorables tant psychologiques que mentales. Ardha-Matsyendrâsana offre une importante palette de possibles à tout souhait d'augmentation de potentiel personnel créatif. Elle participe au développement accéléré des qualités et capacités déjà présentes ou latentes en chacun. Les sentiments de confiance en soi, de sérénité, de protection seront particulièrement améliorés. Le travail sur la maîtrise

des émotions et par voie de conséquence sur les mécanismes de somatisation apporte de toute évidence une meilleure estime de soi.
Conjugué aux énergies yin du laboratoire mental, Ardha-Matsyendrâsana devient un véritable outil de créativité sur soi. L'ouverture qui découle de la prise de conscience de soi et de son propre potentiel nous amène à penser que le soi, ayant été entendu, entre en expansion et se tourne en sagesse vers les autres. Il invite, à son tour, l'autre à en faire de même. Tout souhait formulé pour la réalisation de tous les êtres via sa propre réalisation augmente considérablement la propension à être.

Ces deux outils de prise de décision sont, comme nous l'avons explicité, à la fois simples dans leur mise en place et complexes dans la compréhension de leur fonctionnement. S'il est important de savoir comment les choses marchent, il n'en demeure pas moins que l'expérimentation par soi-même, qui me semble fondamentale, ne doit pas nous échapper. Elle reste, selon moi, la meilleure des attitudes. Notre corps et notre discernement nous appartiennent : sachons les écouter et reconnaître en nous nos propres vérités.
La familiarisation à ces outils permet de développer ce que j'appelle la mentalisation de la posture. Expérimentée lorsque je ne disposais pas de temps ou de lieu approprié, elle me permettait de réaliser tout ou partie d'une séance, sans postures physiques. Mentalement je projetais les postures adéquates aux phrases **DPR**. Je constatais alors que les visualisations, sans me déranger, étaient très stables et génératrices d'une montée des énergies demandées. Je remarquais aussi que, certaines fois, la stabilisation de la posture s'opérait après de sensibles modifications. Par exemple, Dhrityâsana m'apparaissait de plus en plus souvent, globalement identique, mais alors que la main gauche demeurait sur le talon gauche, le bras droit ainsi que la main droite se relevaient et venaient se positionner tendus, le bras contre la tête dans le prolongement du corps, du cou et de la tête, la main allongée, l'index pointé tel un laser vers l'objectif. Je n'ai pas encore essayé de la refaire physiquement et je n'encourage personne à modifier sciemment une posture qu'elle soit mentale ou physique, si elle n'a la conviction que cette modification lui est bénéfique. L'écoute du corps ayant été développée, celui-ci (le corps) peut, pourquoi pas, proposer une adaptation qui lui soit propre. C'est à cette seule fin que je mentionne ce fait. Ne soyez pas surpris si votre mental se libère : il ne vous joue pas pour autant de mauvais tour.

LES TROIS PRINCIPES FONDAMENTAUX

Mise au point par moi-même, cette méthode s'appuie sur trois principes fondamentaux : la conscience de soi, la visualisation des objectifs, le pouvoir créateur de la pensée.

La prise de conscience de soi

La prise de conscience de la réalité intérieure que je propose, s'opère à travers diverses techniques empruntées au yoga que je pratique depuis quelques années.

Dans un premier temps, la pratique du hatha-yoga m'a apporté un bien-être physique, une réelle souplesse du corps, qui étonne encore mes étudiants. Je leur dis à ce propos que c'est comme la bicyclette : il suffit d'en avoir pratiqué une fois pour que le corps, satisfait, en conserve la mémoire. Faisons confiance à notre corps : il sait ce qui est bon pour lui. Face à leur incrédulité, je les invite à se mettre en Murcha-Supta-Vajrâsana[9] – une posture qui sollicite tant leur souplesse que leur volonté. En insistant sur tous les détails de préparation et surtout sur les exercices préliminaires de pranayama, je leur explique en quoi la mise en condition est fondamentale pour la bonne réalisation de la posture. Assis sur les talons, bien droits, ils expirent en plaquant le menton vers la poitrine, bloquent trois secondes la respiration puis dans l'inspiration, ils redressent la tête, se penchent en arrière, posent leurs coudes au sol en soutenant les hanches avec les mains aussi haut que possible. Ils bloquent trois secondes la respiration et se redressent en expirant. Ils terminent en faisant trois séries de respirations complètes puis, se penchant en avant, posent le front sur les poings superposés placés devant eux en respirant normalement. Une attention particulière et des adaptations sont portées aux traumatismes physiques antérieurs. Sans entrer dans le détail du comment ça marche, je leur propose d'enregistrer les modifications qu'ils peuvent ressentir en eux.

9 La posture appelée Murcha-Supta-Vajrâsana recharge le plexus solaire et développe la force vitale.

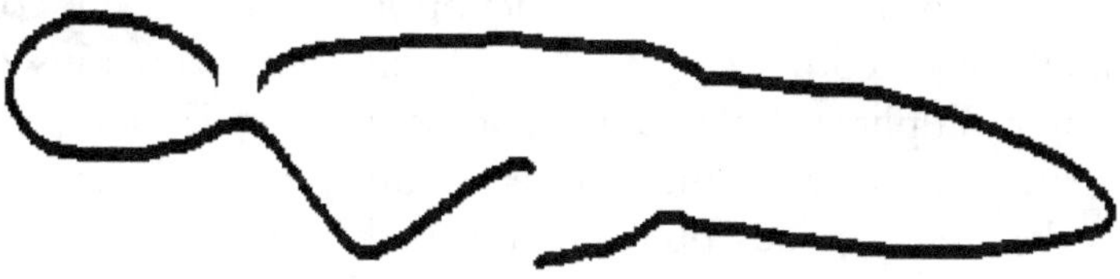

n°1 **Murcha-Supta-Vajrâsana**

L'expérimentation par soi-même, via le yoga – le yoga ayant déjà fait ses preuves, y compris, en occident – est une voie précieuse que je conseille dans la démarche **DPR**. Les confidences de ressentis suffisent et donnent ainsi la réalité des réactions individuelles des étudiants, sans nécessité de guidance sur celles-ci. J'en précise néanmoins les objectifs à atteindre. Ils sont de deux ordres – réalisation et visualisation – et sur deux plans – physique et mental. L'atteinte de ces objectifs confère : la posture parfaite ; la visualisation parfaite de la posture d'une part, quelle que soit la réalité d'exécution de celle-ci et d'autre part, la projection mentale de l'état à réaliser ; la visualisation de cet état éventuellement. Même si les exercices de visualisation sont à venir, il semble important de solliciter l'étudiant quant à son propre potentiel. La facilité avec laquelle ils la réalisent par la suite est déconcertante. Généralement, ils tiennent à me faire partager, à la séance suivante, leur surprise face à la prise de conscience élargie de leur propre potentiel.
Cette première approche qui semble uniquement physique, résume déjà l'essentiel de la méthode **DPR**. En effectuant une posture inconnue et difficile, dans un contexte valorisant et favorable, l'étudiant intègre en souplesse, d'abord sur le plan physique, une nouvelle manière d'aborder ses propres difficultés. La réalisation d'un objectif, ici la posture qui peut paraître de prime abord au débutant compliquée, lui donne intérieurement les repères de dépassement des obstacles à franchir. Par extension, l'étudiant enseigne à son corps, à participer à sa prise de décision.
Il s'agit de mettre en état d'éveil nos sens et notre potentiel, par l'exercice de pranayama et d'une posture adéquate, en rapport avec un objectif attractif (choisi par l'étudiant). Pour une fois, acceptons de communiquer avec notre corps et d'entendre ce qu'il peut d'ores et déjà nous dire. En effet, les ressentis sont de tous genres : physiologiques, émotionnels, para-physique…

Dans un deuxième temps, la pratique d'une autre forme de yoga m'a amenée à conscientiser à volonté tous mes actes aussi banals soient-ils.

Le bhakti yoga – yoga de la dévotion – génère en conscience une simultanéité d'actions compatibles. L'expérimentant plus avant, c'est-à-dire en multipliant les actions compatibles, qui sont pour ce qui me concerne physiques, mentales et émotionnelles, je découvris qu'il permet d'aborder de front des préoccupations différentes avec la même qualité d'accomplissement. Je constatai d'abord que, sans difficulté aucune, toute activité de la vie quotidienne peut être réalisée tout en laissant une très grande place à des pratiques méditatives ou spirituelles – mes principales préoccupations d'alors. En élargissant ce champ d'expérimentations à des activités de plus en plus éloignées les unes des autres, je validai la méthode **DPR** dans certaines projections de réalités à venir, par des moyens eux aussi habituellement non conciliés. Timidement d'abord puis de plus en plus confiante, j'élaborai des protocoles de mise en dynamique de ces projections. Je pris alors conscience que mes pensées – toutes mes pensées – ont une réalité que je peux vérifier.

Les sages orientaux préconisent à juste titre le contrôle des pensées. Elles sont effectivement créatrices. Nous vivons la confrontation de la projection chronologiquement datée de nos propres pensées et de notre environnement présent. Il s'opère une réelle interactivité entre ce que nous émettons et ce que nous recevons. Celle-ci peut générer des occasions opportunes de réalisation de projets. De cette combinaison peuvent naître également des contradictions génératrices de mal-être. Ce foisonnement de nos pensées datées intervient en permanence dans notre présent, donnant lieu à de véritables incompréhensions. Les pensées comme les objectifs attendent patiemment les conditions favorables de leur réalisation. Ce moment, n'étant pas consciemment programmé, procède d'un véritable concours de circonstances c'est-à-dire d'un ensemble de projections et d'échéances datées arrivant à terme. La programmation aléatoire d'objectifs s'inscrit dans toutes les directions de vie. Si certaines projections sont sans conséquence majeure pour le bien-être de l'individu, d'autres au contraire se transforment en une insurmontable épreuve dont l'origine parfois très lointaine peut avoir été oubliée. Il en résulte une inadéquation temporelle entre leur réalisation et leur vécu – génératrice de souffrance. Au contraire, l'attitude clairvoyante face à des objectifs précis et la reformulation consciente de projections antérieures déterminent une nouvelle approche de soi-même. Elles ouvrent la voie de la construction d'un futur qui appartient à chacun.

La prise de conscience de la réalité intérieure apprend à se faire confiance, à compter d'abord sur soi, à développer des va-et-vient volontaires entre cette réalité intérieure et le monde environnant. Le

Pranayama ou, plus précisément pour nous dans la démarche **DPR,** la respiration consciente, est le début du chemin.

La visualisation des objectifs

Visualiser ses objectifs est une attitude courante que tout le monde utilise. Il suffit de penser à faire les courses pour que défile mentalement en nous un récapitulatif des choses à acheter. La plupart des gens feront une petite liste des courses, support bien pratique permettant de libérer de l'espace mémoire du cerveau. Les autres, suite à une répétition périodique et à quelques procédés mnémotechniques, exerceront leur mémoire afin de retenir la totalité de la liste. J'ai personnellement essayé les deux manières de faire. L'intérêt de la seconde méthode, outre les réelles performances de mémoire qu'elle permet, se trouve dans le développement de l'organisation de la pensée et dans sa projection au moment opportun.

J'ai expérimenté plusieurs méthodes mnémotechniques, mais une attira spécialement mon attention.

J'organisais en effet ma liste mentale en fonction de la place, réellement occupée par les articles à acheter. Ainsi une fois sur place, tout en me déplaçant dans les rayons du supermarché, je visualisais mentalement les différentes pièces puis meubles de rangement de ma maison. Les articles manquants ressortaient de ceux proposés sur les présentoirs. Les informations sur l'état de mes stocks étaient sans doute enregistrées par ailleurs dans ma mémoire. Quand je confiai l'organisation de ma maison à une employée à domicile, elle se chargea de m'indiquer la liste des articles manquants mettant fin du même coup à cette concordance spatiale. Néanmoins, j'acquis de la sorte un véritable sens de l'orientation mentale que j'ai développé bien avant la vulgarisation des espaces virtuels 3D sur ordinateur. La faculté de me tourner mentalement, dans tous les sens, y compris à 180°, de créer des objets et des lieux organisés et décorés, resta longtemps une pure performance silencieuse. C'est en abordant la construction de notre maison que j'en saisis à nouveau toute l'utilité. Chacune des séances de conception avec notre premier architecte furent pour moi un véritable supplice. J'avais une vision en trois dimensions de notre futur habitat où je me promenais déjà mentalement et l'épreuve de réduction dimensionnelle me terrifiait. Avec ce sentiment constant de réduction, nous avons passé huit longs mois à tenter de pallier les difficultés de conception dudit architecte. La difficulté qu'il avait de visualiser les colonnes de lumière naturelle[10] et la magie lumineuse qu'elles opéreraient en fonction des déplacements du soleil, me sidérait. Je compris bien plus tard les appréhensions que pourraient avoir les gens à me suivre dans l'explicitation du 3D mental mais aussi la richesse que pouvait recéler une méthode de projection mentale des objectifs.

Jusque-là, je proposais aux personnes qui me demandaient de les aider dans la prise de décision, d'établir prioritairement une liste complexe que je qualifiais de check-list. En fait ce véritable tableau, élaboré par ces personnes, mettait en correspondance les avantages et les inconvénients (perçus notamment par l'intermédiaire de critères d'efforts ou de souffrance dans l'immobilisme ou dans le changement de situation) des différents choix possibles. Ce travail les intéressait déjà à leur propre potentiel, à son utilisation et aux écarts vecteurs de souffrances. Cette première conscientisation de soi et de son environnement leur offrait une vision photographique de leur vie ou de la facette de leur vie qu'elles souhaitaient remettre en question à l'instant t. Par un jeu de questions/réponses, elle les laissait entièrement redéfinir leur objectif sur cette base. Les résultats étaient incontestables. Mais en observant le comportement de ces personnes, je remarquai qu'un tel nettoyage en profondeur était aussi générateur de souffrance pour soi et son environnement. Durant toute la période d'élaboration de la prise de décision, l'objectif visé ne s'inscrivait pas toujours dans l'environnement harmonieux qui aurait pu en découler. Ce réel déphasage générait aussi de la souffrance. Une meilleure visualisation des manques à pallier et des acquis à consolider ainsi qu'un réajustement de l'attitude à tenir auraient pu optimiser le processus à condition que les personnes concernées soient à l'aise avec cette gymnastique intérieure.

La méthode actuelle est différente en ce sens qu'elle commence par la définition de l'objectif et sa faisabilité. L'historique de ce désir de changement ainsi que son appréciation appartiennent à celui qui le verbalise, de sorte qu'aucun travail n'est entrepris sur ses réelles motivations. Définition, formulation, modification, recentrage de l'objectif – partagés ou non avec l'accompagnateur – sont élaborés tout au long des séances par l'étudiant et constituent le substrat de la méthode.

---

[10] Telles qu'on peut les obtenir en aménageant dans les murs extérieurs des ouvertures longues et étroites.

Parallèlement, l'autre perception de soi lui étant proposée, l'étudiant apprend à se connaître différemment, à s'accepter, à se dépasser. La connaissance de soi se faisant en sincérité et sur des registres totalement différents, elle invite, en douceur, à accepter toutes nouvelles expressions de soi, à explorer des dimensions inconnues ou à peine entrevues de sa propre réalité. Un véritable échange d'intentions s'élabore alors avec soi-même. Le corps devient in extenso, l'interlocuteur privilégié : le récepteur et l'émetteur de l'objectif à réaliser. Une fois ce travail – dense toutefois mais préliminaire par nécessité – terminé, la phrase de l'objectif est formulée par l'étudiant. Celui-ci entame alors, à ce moment, un lâcher prise par rapport à tous ses antécédents cognitifs, générateurs de souffrance ou non. En expérimentant la méthode **DPR**, il va, tout en faisant confiance à son corps et aux messages que celui-ci lui envoie, progressivement s'approprier de véritables outils de prise de décision qu'il pourra par la suite réutiliser pour la réalisation de nouveaux objectifs. La transformation personnelle qui s'opère en soi, modifie certes l'environnement mais, dans une réelle interactivité génératrice de communication harmonieuse, en se changeant soi, toute personne change le bout – dont elle a la responsabilité – de la relation avec les autres et par là même invite l'autre à en faire de même. Il ne s'agit pas d'imposer le changement mais bien de le proposer, de l'impulser, en commençant par soi. Le simple fait de se changer soi-même amène au changement de son propre environnement. Par effet de réaction en chaîne, ou de proche en proche, l'environnement se modifie vers un nouvel équilibre.

La méthode **DPR** propose une nouvelle attitude face au but visé. Il s'agit de créer les conditions favorables à l'émergence, d'une part, puis à la réalisation, d'autre part, de l'objectif attendu.

La prise en compte de l'interactivité de toute chose relativise la démarche de chacun et l'inscrit dans une action plus collective de création du bonheur. Il ne s'agit ni de s'effacer pour permettre la réalisation des autres, ni d'effacer l'autre pour se réaliser. Il appartient à tout le monde, en générant du bonheur, de participer pleinement au bonheur des autres, tout en construisant son propre bonheur.

« Au fur et à mesure que nous laissons briller notre propre lumière, nous donnons inconsciemment aux autres la permission de faire de même[11] ».

[11] Nelson MANDELA (extrait du discours d'investiture à la Présidence de la République d'Afrique du Sud en 1994).

Le pouvoir créateur de la pensée

L'état intérieur est une donnée fondamentale à ne pas négliger. Les orientaux parlent de contrôle des pensées pour développer le calme intérieur. Il conviendrait de laisser passer les pensées sans qu'elles ne soient retenues. Très présentes, coercitives et abondantes dans un premier temps, elles s'assagissent et tendent à s'espacer progressivement pour laisser place à une absence de pensées appelée aussi vacuité. Les orientaux décrivent alors cet état comme un espace de plénitude mentale, pouvant donner lieu à l'éveil ou à la béatitude. Plus généralement, le méditant se familiarise à la conscience de s'inspirer, de se retentir, de s'expirer et de rester hors de soi. C'est dans cet espace-temps, véritable creuset d'inspiration, que peut naître la pensée créatrice. Les habitués des pratiques méditatives connaissent ce moment où une pensée particulière se développe jusqu'à occuper tout l'espace. Elle s'alimente au fur et à mesure des étapes de la respiration complète. Elle peut être perçue en plusieurs dimensions tout en ayant une extraordinaire mobilité. L'utilisation de ce créneau de créativité est à la portée de tous. Le kyudo (tir à l'arc japonais) est une discipline qui requiert des qualités particulières de concentration, de méditation, de respiration et de relaxation. L'archer expérimenté prendra ses repères (distance à la cible, perfection de la posture, contrôle de la respiration, concentration sur l'objectif). Lorsque l'ajustement posture/respiration/concentration est établi, il passe en attitude intérieure de méditation. Le calme intérieur permet alors l'abolissement instantané des distances. Comme Arjuna dans la Bhagavad Gîta, il devient dans la rétention du souffle, l'archer, la flèche et la cible. La sensation éprouvée jusqu'au lâcher de la flèche est extraordinaire. Elle se résume dans le ressenti de la vitesse, de la trajectoire de la flèche et dans la certitude du centre de cible atteint. La simultanéité des émotions procure inévitablement par la suite un état d'équilibre parfait, que le kyudoka conserve encore quelques secondes pour, dans la libération du souffle, rendre grâce.

Il s'agit donc, pour l'étudiant de parvenir à cet état hors espace-temps de fusion parfaite. D'où la nécessité pour lui de s'appliquer dans la préparation qui précède le calme mental à bien se concentrer sur sa phrase **DPR**.

La maîtrise de sa propre posture/respiration/concentration/méditation est alors déterminante pour imprimer son objectif. Une fois l'objectif réalisé, tel l'archer, il prendra le temps de « l'ainsi soit-il ».

AUX LIMITES DE LA DPR

Le non contrôle de nos pensées

Je rencontrai Evelyne lors d'une soirée chez des amis. Nous sympathisâmes et très vite elle m'exposa, sans connaître mon activité d'accompagnatrice **DPR**, son désarroi face à la décision de quitter son mari qu'elle me disait confusément ne plus aimer. Mariée depuis plus de trente ans, alors que tout semblait lui sourire, elle ne comprenait pas comment elle en était arrivée à ne pas se considérer à sa juste valeur. « Plus de trente ans à faire tout et tous passer au premier plan » répétait-elle régulièrement. Elle semblait s'être sacrifiée à la carrière de son mari, à ses enfants, à la réalisation des autres membres de sa famille, à ses amis et relations professionnelles. Devenue semble-t-il, un véritable « poteau-mitan »[12] au cours de cette trentaine d'années mais, non contente de s'en réjouir, elle constatait maintenant que, comme Achille, son talon d'argile s'effritait. Sans doute au centre d'un cercle de connaissances mais non au centre de sa propre vie, elle en voulait à tous et surtout à son mari.

Je l'écoutais accabler tout son monde d'ingratitude et ressentais sa colère. Elle semblait oublier que pendant des années elle s'était nourrie de la complaisance de son entourage qui, trop heureux de tant de sollicitude, n'avait pas cherché à lui déplaire dans ses actes de générosité. C'en était devenu naturel au cours de toutes ces longues années et personne n'avait eu à s'en plaindre. Avec tact, gentillesse et discrétion, elle régentait admirablement son entourage. Jamais, probablement, elle n'avait demandé (parce que « cela ne se fait pas ») de remerciements, d'encouragements ni de reconnaissance pour le travail accompli. Les coups durs, par contre, alors qu'elle se battait pour sauver ce qui pouvait l'être, avaient été le lieu de ses très grandes déceptions. Elle avait ressenti à ces moments-là, plus que jamais, la volonté d'exister.

- Phase de projection/visualisation, accompagnée de sentiment de bonheur

Projetant alors son « désir d'être », régulièrement elle avait visualisé son « actuel futur »[13]. Intensément et avec de plus en plus de force, sa pensée s'était structurée sur le sentiment de liberté qu'elle souhaitait reconquérir.

---

12 Poteau-mitan: terme emprunté à l'architecture. Equivalent de pilier central. Désigne par analogie une personne incontournable.

13 A chaque instant, plusieurs futurs sont possibles et concevables pour chaque individu. L'actuel futur renvoie ici à la perception de son futur par un individu à l'instant t, dans la forme qui lui agrée le plus. C'est la projection de lui-même qu'il retient à ce moment, actuellement.

Son corps heureux dans ces états de bien-être projeté, le lui rappelait sans cesse.

- Phase d'organisation des conditions favorables et datation (repères temporels)

Alors stratégiquement, elle élaborait le meilleur contexte – toujours par rapport à son entourage – de sa propre réalisation. Les contraintes avaient été nombreuses : « quand les enfants seront grands » ; « quand l'entreprise de mon mari prendra son rythme de croisière » ; « quand mes parents s'inquiéteront moins de moi » ; « quand mes amis m'apprécieront pour moi-même » ; etc. Aujourd'hui toutes les conditions favorables sont enfin réunies mais la décision est douloureuse. Elle aimait cet homme qu'elle avait soutenu dans les moments difficiles et qui maintenant « était trop tard devenu parfait » (ce sont ses propres mots). Elle aimait ces enfants totalement éduqués qui se réalisaient adultes maintenant, cette famille qui selon elle n'avait pas flanché malgré toutes les vicissitudes rencontrées. Elle aimait ce cercle d'amis fidèles qui l'appréciaient pour elle-même mais aussi dans son couple – et qui s'attristeraient sans ce couple référent – et elle commençait à s'aimer.

- Phase de réalisation

Enfin, ses enfants avaient grandi. Maintenant que ce moment attendu était là, le départ vers cette autre vie[14] la faisait cruellement souffrir. Elle n'avait pourtant pas programmé cette souffrance mais sa vie lui demandait des comptes. Ce décalage entre la projection de départ (partir dès que les enfants auraient grandi) et sa réalisation actuelle était générateur de souffrance. Elle avait longuement contribué au bonheur des autres sans en être maintenant convaincue du résultat. En son for intérieur un grand vide persistait.
Le bonheur n'est pas une possession d'avoir qui se donne et se reçoit : c'est un état d'être qui se cultive d'abord en soi et qui invite l'autre à en faire de même. Contribuer au bonheur des autres c'est avant tout découvrir son propre bonheur.

La prégnance des métarègles

« Je veux **aussi** être premier de la classe » ! Face à sa demande je restai perplexe. Mon jeune fils (9 ans) exprimait ce que mes propres clients à la **DPR** m'apportaient en début de travail. Je lui faisais remarquer que, bien que sa phrase fût grammaticalement correcte, elle faisait ressortir son impuissance à combattre un ami. Il ne comprit pas tout de suite ce que venait faire l'amitié dans mes propos. Je savais par ailleurs que le premier

[14] Une vie sans son mari dont elle voulait se séparer.

était son meilleur camarade. En écoutant sa phrase je perçus son désarroi face à ce genre d'adversité : mon garçon très intelligent s'était conditionné. Le « aussi » de sa phrase m'était apparu comme l'expression de son amitié et la volonté de ne pas la trahir. Une fois cette ambiguïté levée, j'organisai rapidement une analyse syntaxique de sa phrase et la lui soumis. Comme à beaucoup de gens non conscients de l'importance des mots, je lui expliquai la nécessité de comprendre que « vouloir », utilisé dans ce sens, même répété en boucle ne conduisait pas forcément à une réalisation immédiate, conditionnée ou datée. En revanche la seule répétition du « je veux » avait toutes les chances pour se réaliser à nouveau (à l'infini) sans pour autant répondre à l'objectif initial.
Je lui proposai donc une phrase **DPR** correspondant le mieux possible à sa demande. Comme il a un fort pouvoir créateur, je ne doute pas qu'il ait reformulé la phrase avec sa propre sensibilité, une fois le principe acquis. Je me heurtai derechef à un de ses principes : il refusait d'utiliser le présent pour affirmer une réalité non effective. Sa métarègle de sincérité faisait barrage à sa projection. « Je ne peux quand même pas mentir ». Pour lui, affirmer un fait non actuel relevait du mensonge. J'entrai donc dans les subtilités de la langue française qui font aussi sa richesse. Je lui expliquai ce qu'il connaissait déjà mais qu'il semblait ne pas utiliser couramment : les autres applications du temps présent. Outre le fait que le présent s'emploie généralement pour exprimer ce qui se passe au moment ou l'on parle, il permet aussi d'exprimer un fait daté ou soumis à condition.
Je lui rappelai que le « présent »[15] écrit ou non pour indiquer le passé, remplissait donc cette dernière fonction. Il est d'ailleurs couramment et correctement utilisé, sans jugement de valeur particulier, pour le récit d'un fait passé. « Lors de sa campagne d'Egypte, il déclare : soldats, du haut de ces pyramides quarante siècles nous contemplent ! ». L'utilisation du « présent de narration » par le narrateur (il déclare), dans la première partie de la phrase, est relative à la datation du fait (la campagne d'Egypte) dans l'histoire. La figure de style qui suit et qu'aurait utilisée Bonaparte intègre un très beau continuum spatiotemporel (quarante siècles nous contemplent). Dans l'élocution de tous les jours, donc plus souvent et avec plus de simplicité, ce temps « passé proche » (« il vient de partir » ; « il quitte la maison à l'instant ») s'utilise pour une action passée très proche du moment où l'on parle.
Parler au présent d'un fait passé ne posant plus aucun problème, j'attaquai sur le futur. Je lui indiquai d'une part la nature d'une phrase

[15] Présent de narration.

correctement écrite et libellée au « futur proche » et d'autre part qu'une action à venir, très rapprochée, pouvait utiliser le temps « présent ». Les phrases : « le train arrive ce soir » ; « j'accoure chez toi dès que je me libère » bien que grammaticalement écrites au « présent » expriment des actions qui s'inscrivent dans le futur. Le temps utilisé revêt une importance notable à nouveau. En effet, chaque événement est daté ou sous-entend des conditions favorables a priori. Je reformulai la phrase et il ajouta qu'il était nécessaire qu'il revoie son organisation pour rendre possible la réalisation de son souhait. Celui-ci pourra se placer dorénavant, dans un éternel présent. La conscience des conditions favorables s'était enfin exprimée avec ses propres mots. Au trimestre suivant il était content de nous indiquer toutes les matières où il était d'ores et déjà premier – signe de la progression vers son objectif.

CONSIDERATIONS PRATIQUES (CHAPITRE 2)

LES QUATRE PHASES D'UNE SÉANCE

Chaque séance est divisée en quatre parties.

La première partie, véritable entrée dans la communication, positionne l'espace que l'étudiant s'accorde. Un espace-temps pour soi, qu'il consacrera au dialogue avec lui-même pendant douze semaines et qu'il lui appartiendra de poursuivre tout à loisir.
Lors de la première séance, cette première partie[16] est plus longue que les autres afin de permettre, en une vingtaine de minutes, l'émergence d'un calme préliminaire, nécessaire à la rencontre de soi et à la rencontre de la méthode. En effet, le mental de l'étudiant ressemble alors à un creuset bouillonnant de toutes les interrogations que l'on se pose quand on se lance vers l'inconnu, même s'il est balisé. Laissant simplement passer les pensées sans les retenir, permettant au corps et aux émotions de se calmer, le mental qui s'apaise peu à peu conduit vers une page blanche – de réceptivité – par rapport à la méthode. Au fur et à mesure des séances et des apprentissages, cette plage blanche se remplit.
La maîtrise progressive de son corps, de sa respiration, la découverte de ce potentiel extraordinaire qui est le sien, la conscience d'être à la barre de son véhicule et de sa séance, l'acquisition de nouveaux outils et leur mode d'emploi, développent chez l'étudiant une véritable autonomie qui ne fera que grandir au fur et à mesure du travail qu'il entreprend sur lui même. Quelle ne fut ma surprise d'entendre des étudiants m'annoncer vers la sixième séance l'orientation qu'ils souhaitaient désormais prendre pour la suite des opérations et, enthousiastes, redéfinir leur place dans ce travail sur eux-mêmes.

La deuxième partie porte sur l'acquisition de la technique appropriée à la formulation du souhait. La pratique de postures et de respiration yogique, requiert une attention très particulière. Il s'agit de techniques qui entraînent des modifications tant de la structure que de l'infrastructure (son substrat énergétique) du corps humain.

---

[16] Que nous dénommerons indifféremment phase d'entrée, ou méditation d'entrée ou encore sas d'entrée.

Les âsanas ont chacun une indication précise quant au fonctionnement des organes. Je privilégie les âsanas qui renforcent le rayonnement solaire, la confiance en soi et l'esprit de décision. Il m'arrive, selon les demandes, d'axer l'exercice sur la concentration, le calme, la joie ou la force sexuelle.
Une importance toute spéciale est à apporter aux exercices de pranayama qui, eux, agissent plutôt sur les fluides et circuits de communication et d'information. Ils provoquent des modifications d'énergie génératrices de transformations concrètes. C'est une réelle codification qui s'établit dans la partie du corps mise en correspondance. Le repositionnement de la respiration chez certains individus a donné lieu à un comportement plus adapté selon eux aux évènements rencontrés et même à des réactions apaisantes face aux évènements passés dont l'empreinte était encore douloureuse sans qu'ils ne soient forcément explicités pendant le travail.
Les séances de construction de phrase **DPR** sont plus théoriques mais loin d'être fastidieuses. Il s'agit toujours de communiquer avec son corps. Le dialogue avec soi étant déjà plus élaboré à ce niveau d'expérimentation de la méthode **DPR**, la formulation d'une phrase **DPR** se fait sans accroc. L'étudiant mobilise autant qu'il le souhaite les outils préalablement acquis. Les difficultés de transcription de la pensée rencontrées au début ont disparu. L'étudiant exprime clairement son souhait et, s'il en a encore, ses difficultés. Il modifie comme il l'entend sa phrase, la corrige la reformule, la simplifie, et parfois y ajoute une pointe de poésie ou d'humour. Une étudiante avait entrepris en dehors de la séance de développer ses talents artistiques en réalisant sa phrase de découpages colorés sur un support personnalisé, lui donnant ainsi relief et beauté. Elle avait compris le sens de la **DPR**, offrant à sa **DPR**, du même coup, comme cadre et support, un véritable chef-d'œuvre. En communion avec elle-même, cette jeune femme avait laissé s'exprimer sa créativité.
La conjugaison des âsanas et de la respiration permet l'objectivation dynamique nécessaire à la mise en place de la phrase **DPR**.

La troisième partie consiste en un débat où s'échangent toutes les remarques, vécus, difficultés, interprétations personnelles de l'étudiant, récits de rêves, émotions, progrès survenus pendant la séance ou antérieurement. Une convivialité peut alors y être associée. Se détendre les membres, s'étirer, boire un peu d'eau ou de thé déjà préparé par l'étudiant s'il le désire. Quand son avis est sollicité, l'accompagnateur se limite à expliquer à nouveau les effets des postures et des exercices de respiration, à écouter l'expression des difficultés, à encourager une pratique juste des exercices, c'est-à-dire sans souffrance et dans le plaisir de se dépasser. Il est nécessaire d'accompagner le corps dans une démarche nouvelle pour lui. Pour cela, l'aider par les exercices de respiration, le laisser prendre tout son temps pour assimiler et accepter de produire une posture parfaite. Inviter l'étudiant à se familiariser à la posture en dehors de la séance, d'où l'importance de la visualisation parfaite. S'il est sollicité par ailleurs sur des sujets extérieurs à la mise en application de la méthode **DPR**, ses réflexions seront introduites de manière à différencier ses propres interprétations de la méthode **DPR**. Je m'impose cette même rigueur pour éviter tout amalgame et restituer ou proposer, autant que faire se peut, des outils parfaitement autonomes. Je remarque qu'au fur et à mesure de l'avancement dans la méthode, les personnes deviennent plus posées et interrogent avec beaucoup plus de précision. L'entrée dans la partie finale en est améliorée et se fait même à leur propre initiative.

La quatrième partie clôt la séance. Quand toutes les questions ont été traitées, celle-ci peut s'achever. L'accompagnateur invite l'étudiant à reprendre sa propre posture de méditation, à rechercher le calme mental – à apaiser ses pensées – et à sortir, en douceur, de l'entrevue par des exercices de pranayama. Toutes les séances qui suivent celle qui porte sur la relaxation peuvent se terminer par une courte relaxation parfaitement maîtrisée.

Un changement très important intervient normalement dans le comportement de certaines personnes lors des séances 11 et 12. Il convient de s'assurer que le sevrage de la relation est bien terminé. Pour cela, la question est clairement posée. Si la réponse entretient un certain doute, alors je propose une relaxation yogique complète au sortir des deux dernières séances. Celle-ci provoque un véritable lâcher prise tant de la méthode que de l'accompagnateur ou de l'objectif. En effet, cette technique permet de détendre les tensions excessives des différents systèmes :

– organique
– musculaire
– nerveux
– endocrinien
– glandulaire

et mobilise à la fois :

– la respiration : vecteur de communication consciente entre l'extérieur et l'intérieur
– les liquides : réseaux de tri et de diffusion des informations
– les canaux d'énergies : transformateurs de l'énergie vitale en énergie humaine
– la totalité des chakras[17] : véritable moteur subtil de la mécanique humaine.
En créant une harmonisation globale du corps, la relaxation yogique portée à son terme encourage aussi le lâcher prise libérateur de l'énergie en excès.

LOGIQUE D'ARTICULATION DES TROIS GROUPES DE SÉANCES

L'ordre des séances a toute son importance : chacune part des acquis de la précédente. Cela étant, il est tout à fait possible de revenir sur une méditation[18] antérieure. Il convient de réserver un entretien préliminaire pour évacuer toutes les questions d'ordre pratique et organisationnel.

L'approche par le souffle

o La méditation sur le souffle commence et oriente toute la démarche. En effet, il s'agit de partir de l'extérieur pour progressivement – en trois séances – se rendre en soi. De fait l'approche par le souffle en contrôlant les entrées et sorties conscientes de l'énergie prânique[19] semble la plus indiquée. Cette méditation se déroule sur trois axes, chacun étant abordé lors d'une séance spécifique : la posture ; la respiration consciente ; la relaxation yogique.

– L'apprentissage de la posture correcte prédispose à l'estime de soi sur le plan émotionnel et développe la tonicité du corps indispensable pour recevoir avec le maximum d'efficacité les énergies sollicitées. Tel un instrument de haute technologie, il s'agit pour le corps d'être ajusté avec une précision particulière. Cette dernière est propre à chacun et dépend de son niveau d'implication dans sa propre vie. Le conditionnement

[17] Chez l'homme la circulation des énergies se fait dans des méridiens dont le croisement forme des centres appelés chakras (signifiant « roue », « tourbillon », en sanskrit).
[18] Celles-ci peuvent être faites indépendamment les unes des autres.
[19] Cf notes n° 39 et 40.

antérieur va bouger progressivement ; aucune action directe n'y sera apportée ; seule la pratique des postures peut avoir un effet à terme sur lui. Une réception / émission de telles énergies dépendra donc, à ce niveau d'apprentissage, du soin apporté à l'exécution des postures. Il s'agit alors de les optimiser. Aussi, préalablement à la visualisation de la posture considérée, une attention toute particulière sera-t-elle portée à la fois à son exécution physique et à la compréhension qui en sera faite par l'étudiant.

L'accompagnateur veillera donc à expliquer autant que nécessaire les principes gouvernant l'exécution de la posture ainsi que sa finalité et sa visualisation. La visualisation de la posture juste a toute son importance. Qu'elle soit physiquement ou mentalement exécutée, la posture provoque des effets similaires. C'est pourquoi je considère que le mental est un véhicule indispensable à la bonne marche d'une **DPR**. La réalité d'un handicap physique ou autre doit donc nécessairement être prise en compte. Martine fut la première à avoir expérimenté toute la **DPR** accompagnée, assise sur un petit banc. Elle a exécuté chaque posture physique les yeux fermés.

La posture debout correcte place l'homme au centre de son potentiel d'action. Etant ainsi à l'intersection des énergies du ciel et de la terre, l'activation de ses centres énergétiques bien que différenciée reste homogène. Elle est néanmoins plus concentrée vers le centre de gravité du corps humain.

La posture assise correcte, en déplaçant le centre de gravité vers le plexus solaire, offre une autre réceptivité des énergies cosmiques et telluriques. En effet, grâce au rapprochement de la totalité des chakras du corps humain de ceux de la terre, les énergies cosmiques et telluriques sont directement concentrées dans le plexus solaire, ce qui induit leur transformation immédiate ainsi que leur mise en dynamisation consciente – si une finalité a été prédéfinie. Devenant réceptacle, une telle posture est donc favorable aux énergies matricielles de créativité nécessaires à l'accueil d'une autre compréhension et élaboration de soi.

– La respiration consciente est par excellence l'outil de conscience de soi. S'inspirer et s'expirer en conscience, lors d'exercices de pranayama, donne une dimension nouvelle à notre réalité et à sa finalité. Véritables sondes de l'expérience humaine, les corps qui nous accueillent glanent et trient toutes les informations propices à notre survie mais aussi indispensables à l'évolution de notre propre espèce. L'acceptation progressive de réalités accessibles dans d'autres états de conscience tendra à se généraliser et accompagnera la véritable mutation de notre humanité. Nos corps physiques étant relativement stabilisés, ce sont les autres corps et leurs consciences qui se transforment. En travaillant ainsi notre propre perception du monde nous, modifions les messages de finalisation de nos cellules spécialisées et permettons à nos corps, via la transmission génétique, d'accueillir cette nouvelle humanité.

– La relaxation yogique, assise ou couchée, discipline le corps physique à une nouvelle hygiène énergétique. Bien qu'immobile, le corps étant joyeux et détendu permet à notre partie immatérielle de se libérer, de rejoindre des dimensions familières et de ramener à notre mémoire le récit de ses voyages.

De l'introspection à l'auto-valorisation

o La méditation sur le son trouve de plus en plus sa véritable place dans l'ensemble des méditations que je propose. Si lors de mes premiers accompagnements, elle n'était approfondie que pour des phases particulières de travail, aujourd'hui face à la qualité des résultats obtenus, je mesure l'importance de la nature vibratoire du son. L'étudiant découvre sa qualité vibratoire sonore, l'améliore en fonction des objectifs poursuivis, l'accorde et la joint à sa vibration intérieure globale[20] et, ainsi, elle participe pleinement, lors de l'émission de la phrase **DPR**, au processus de dynamisation **DPR**.
Partir du son extérieur pour percevoir le son intérieur est une démarche d'introspection et d'auto valorisation sur deux niveaux physique et émotionnel. Ce travail sur soi ne génère aucune souffrance et se fait de façon progressive en deux séances.

– En allant, dans la première séance, à la rencontre de son écoute sonore, l'étudiant s'accompagne dans la perception de ses propres limites sensorielles et de leur dépassement. Parallèlement, au niveau des énergies émotionnelles, il apprend à repérer les seuils de tolérance des émotions, préjudiciables à son bien-être, portées par les sons et les mots. L'intensité émotionnelle étant distincte et reconnue, il devient plus facile de s'en détacher ou de ne retenir que les énergies émotionnelles perçues comme étant incontestablement défavorables à la confiance en soi. En d'autres

[20] La vibration intérieure globale n'est pas que sonore. Parce que nous sommes des êtres de vibrations multiples, quand nous emettons un son ou quand nous le recevons, nous le modulons sans le niveler pour autant. Lors de la prononciation de sons nous mettons en résonance (harmonieuse ou disharmonieuse) notre vibration globale.

termes, entendons les sons et les mots sans souffrance pour ce qu'ils sont : des vecteurs d'information. Ecoutons-les et permettons qu'ils traversent notre émotionnel quand ils nous invitent à la découverte d'émotions déjà connues ou nouvelles ! Qu'elles soient agréables ou pas, apprécions leurs conséquences en nous, en toute confiance et en pleine objectivité; n'ayons plus peur de nos créations émotionnelles. Leurs vibrations sont autant de vecteurs de projections dynamisées potentielles. Sachons donc les utiliser à bon escient.

– La production créative du vivant commence par le cri. Lors de la deuxième séance, l'étudiant va alors se réapproprier ce cri. En le transformant progressivement en chant, il s'accepte et va à la rencontre de ses propres harmonies. Cette dynamique du son redéfinit le potentiel vibratoire et permet sa valorisation. Au cours de ce sondage personnel, chacun redécouvre ses propres émissions sonores, en comprend intimement le langage, apprend à écouter son corps d'abord sur le plan physique puis sur le plan vibratoire et, au fur et à mesure, sur bien d'autres plans. Cette nouvelle confiance en soi produit ce que j'appelle poétiquement le « chant du monde » qui, à un tout autre niveau, participe à l'harmonie collective planétaire. Trouvons notre propre chant et chantons avec les autres !

o La méditation sur l'objet part elle aussi de l'extérieur pour proposer ensuite une véritable aventure aux portes de notre imaginaire. Cet outil décliné sur trois séances, offre, à notre plus grande surprise, dans le registre de l'art plastique, une liberté génératrice de dons. Beaucoup ont alors l'embarras du choix devant une telle profusion de talents latents en eux. Et j'entends de la part d'un jeune entrepreneur : « j'ai toujours senti que j'étais doué pour la peinture, mais je n'osais pas ». A partir d'exercices simples, destinés à étendre sa perception de la réalité globale, l'étudiant prend conscience d'une part de sa vision relative du monde qui l'entoure, de l'interactivité de celui-ci et d'autre part de sa propre implication, de sa place d'être agissant dans cet environnement. Durant les trois séances, il va acquérir la conscience qu'il peut être l'artisan de son propre bonheur, pour peu qu'il le veuille vraiment.

– Etablir un contact avec un objet c'est le faire entrer dans un référentiel de valeur. Sa simple perception ne durera que très peu de temps pour un non averti. L'objet en lui-même ne prend d'importance que par le travail qu'il permet. Aussi son choix devrait-il privilégier sa simplicité pour éviter les effets parasites de structures complexes. En outre, sa mise en « relief »[21] se devra d'être patiente et appliquée.

– Tel le passionné devant une œuvre d'art, l'étudiant **DPR** devra nécessairement établir un lien afin de communiquer avec cet objet. Que celui-ci relève ou non du domaine du vivant, sa conversation propose de découvrir une nouvelle appréhension de son environnement. Plus l'étudiant s'attachera à explorer les « informations » que lui proposera l'objet et plus il ira à la rencontre de sa propre réalité. Plus la perception qu'on a du monde s'étend et plus celle qu'on a de soi s'affine, par le jeu des augmentations simultanées des centres de perception des divers plans de conscience mis en « suractivité ». La méditation sur l'objet ouvre un monde très vaste de perceptions aujourd'hui à peine effleuré.

– Ce mode de compréhension relative à la portée de tous, c'est-à-dire dépendant de l'observateur et non plus d'un ensemble de croyances, repositionne le sujet dans son libre arbitre et dans ses potentialités. Jusque-là à peine explorées, ces dernières permettront d'envisager des solutions personnelles et originales. L'intuition est alors établie dans sa réelle place et donne de fait une extraordinaire liberté d'agir. Le laboratoire, dans un premier temps de familiarisation à de nouveaux outils personnels et à leur mobilisation, va imprimer transitoirement un chemin d'accès à notre créativité. Gageons que celle-ci ne manquera pas de nous proposer des raccourcis tout aussi originaux.

La dynamique créative

o La méditation sur la phrase s'appuie sur les principes simples de pensée positive amplifiée de l'énergie de la toute puissance émotionnelle ou de la vibration mobilisée[22], d'une part, et projetée selon la dynamique[23] des objectifs à atteindre, d'autre part.
L'énergie dégagée par la puissance émotionnelle spontanée provoque simultanément une augmentation du taux vibratoire de l'individu. Il

[21] C'est dire les empreintes laissées par l'histoire des lieux ou des gens qui l'auront côtoyé.
[22] La vibration sera relative à l'émotion suscitée (plus les émotions sont fortes plus les vibrations le sont – quelle que soit leur origine) ou simplement augmentée par l'application d'une DPR.
[23] Celle-ci peut être positive négative ou neutre. Je tiens pour positive la propension à apporter du bonheur pour soi et pour les autres. « Tout n'est qu'illusions. Toutefois, certaines illusions apportent le malheur et d'autres le bonheur » (Le Dalaï-Lama).

existe en pranayama, des respirations permettant un accroissement similaire de ce taux vibratoire. Mais je peux dire sans risque de me tromper, que chaque fois que nous nous sentons transportés par une très forte émotion, notre pensée se libérant de ses limites, nous pouvons émettre une phrase **DPR**.
La projection dynamique des objectifs induit un conditionnement corporel particulier émettant les énergies collectées en soi, dans une orientation précise. Celle-ci galvanise au passage les énergies extérieures concourantes nécessaires à la mise en place des conditions favorables. Là aussi, il existe en yoga, entre autres pratiques, des postures utilisant le corps comme un véritable canal, permettant de projeter et de dynamiser les objectifs.
Au moins trois séances sont nécessaires à l'acquisition des mécanismes inhérents à la maîtrise parfaite de la phrase **DPR**. L'objectif est d'associer des émotions constructives – soit directement sans modification soit par mutation d'émotions coercitives ou de dépréciation de soi en émotions constructives – à la créativité valorisée et valorisante.

– Sélectionner une phrase peut sembler a priori aléatoire. La démarche **DPR** propose de s'essayer au préalable dans le sens et la musicalité de la phrase. Ne seront retenues que les phrases en résonance vibratoire. Comment reconnaître cette résonance ? L'écoute particulière du corps et la pratique simultanée de la respiration consciente, développées antérieurement par l'étudiant, prédisposent au ressenti personnel. Acceptons alors, les moindres indications tant intuitives que physiologiques de notre corps.

– Si dans un premier temps l'accent est mis sur l'écoute du corps dans la sélection de la phrase, cette écoute prend une toute autre dimension quand il s'agit de ressentir les effets constatés lors de la prononciation de la phrase retenue. Même avant qu'elle ne soit activée, elle est déjà libératrice parce qu'émission consciente de nous-mêmes et des énergies créatrices jusqu'alors contenues en nous. La visualisation de ces énergies arrive à notre conscience par imagerie mentale dans un premier temps inorganisée. La sélection de l'une ou l'autre de ces **images-énergies** s'opère en fonction de la meilleure adéquation à la phrase. Ces énergies verront leur intensité augmenter au fur et à mesure de la mise en dynamisation.

– Le soin apporté à sa construction aussi bien dans sa forme que dans son fond, a une importance de taille. En effet, la joie et le plaisir contribuent à l'efficacité de la méthode, toujours selon le postulat suivant : « ce qui se conçoit dans la joie et sans effort est agréé par le cerveau ». Celui-ci mémorise pour reproduire de façon optimale[24] en dehors du stress et de la souffrance, c'est-à-dire quand le codage est sans biais. Le confort vibratoire de la joie peut générer à son tour d'autres émotions du registre positif dont les vibrations accrues seront porteuses de potentiels créatifs insoupçonnés jusque-là. En effet, l'accroissement des vibrations émotionnelles développées dans la créativité va induire des états de contentement réciproques : créativité/émotion ; émotion/créativité. Sa dynamisation en sera d'autant plus forte que l'étudiant a la possibilité de créer un effet de chaîne. Porter en soi les mots qui vous portent offre une clé de valorisation. La méthode **DPR** propose d'apprendre à s'aimer simplement, sans souffrance, en faisant confiance aux vrais messages de son corps dans au moins trois de ses dimensions : le corps mental, le corps émotionnel et le corps physique. Chaque confrontation avec l'Autre perd peu à peu de sa souffrance. L'Autre devenant relatif, la conscience de soi et du parcours qui appartient à chacun, place l'étudiant au centre de sa propre vie.

LE RÉFÉRENTIEL

Considérations spatiales

- En général, opter pour un endroit calme, propre et ensoleillé. Le matériel sommaire se compose d'un tapis, de coussins, d'un objet personnel simple – sinon un bol transparent ou un verre d'eau peut convenir. Je conseille bien sûr, une tenue confortable permettant la pratique des différentes postures.

- Le positionnement de l'étudiant est d'importance capitale. Pour commencer, il s'assoira à côté de l'accompagnateur, à environ un mètre

[24] La reproduction trouve son efficacité dans des conditions agréables d'apprentissage. Il ne s'agit pas ici de créativité à proprement parler, qui elle, dépend de notre émotionnel et de notre capacité à le gérer ou à le transcender. Pouvoir créer dans la souffrance des œuvres d'art inestimables se comprend quand on prend conscience des importantes productions vibratoires générées par les émotions. Plus les émotions seront fortes et plus fortes seront les vibrations induites. Peu importe la qualité des émotions. Plus fortes sont les vibrations et plus grande est la réalisation du potentiel. Encore trop nombreux sont les humains ayant une propension à souffrir ou à accepter sans le moindre effort apparent la souffrance qu'on leur propose et qui se contenteront de ce registre plus facilement mobilisable selon eux.

de distance, de telle sorte que ce dernier évite de déranger son champ visuel lors des exercices qui se font les yeux ouverts et ne perturbe les vibrations sonores générés par les exercices de perception ou d'émission de sons. Généralement la totalité des exercices met en éveil tous les sens de l'étudiant et de son accompagnateur, mais la voix reste le support privilégié de ce travail.
Par la suite, leur positionnement sera adapté à chaque séance pour optimiser l'explicitation des postures. Le confort de l'écoute et la coordination des mouvements seront à prendre en compte. Le plus souvent, pour toute transmission de la **DPR**, le cône d'émission de l'accompagnateur se situera donc en parallèle à celui de l'étudiant c'est-à-dire en vis-à-vis mais sur deux axes parallèles. De la sorte, tout en gardant la perception visuelle réciproque de l'un et l'autre, l'un ne reçoit pas de plein fouet les émissions sonores et de souffle de l'autre.

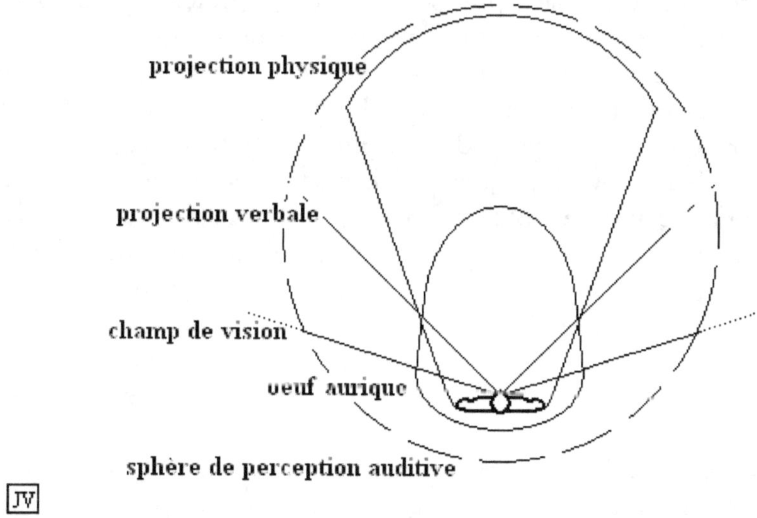

n° 2 **Cônes et sphères d'émission et de réception**

- La taille de la pièce aura une importance lors des exercices d'émission de sons. Une salle trop grande rend difficile la captation des ricochets sonores et son acoustique peut provoquer des échos inopportuns. Une trop petite taille restreint l'amplitude sonore ce qui n'est pas commode pour travailler la confiance en soi.

- Chez l'étudiant

Je privilégie les rencontres chez l'étudiant mais sans les lui imposer. Dans son environnement, il capte mieux ses propres ressentis étant plus accoutumé au contexte, aux bruits, aux odeurs, à la décoration qui sont autant d'éléments perturbateurs qu'il peut rencontrer dans un univers non familier. Il est à même de se retrouver par la suite dans le cadre qu'il se sera aménagé spécialement. Dans un environnement personnel, j'ai remarqué que l'étudiant a moins de difficultés à entrer dans les premières séances. Le travail en est d'autant plus accéléré que le lieu est personnalisé. En outre, l'étudiant peut redécouvrir les qualités **DPR** de son environnement – le terme qualité étant entendu comme l'aptitude à répondre à un besoin.

- Chez l'accompagnateur

Si celui-ci dispose d'un cadre permettant de recevoir sans être dérangé, il peut accueillir les étudiants qui préfèrent se déplacer. Le cadre sera alors simple, propre et sobrement meublé. Une salle de l'ordre de 12 m^2 est suffisante pour un travail individuel. Les coussins zazen conviennent mieux, comme je l'ai déjà précisé. Il est donc préférable de les utiliser. Mais les effets personnels ont une importance non négligeable.
Une des étudiantes que je suivais après qu'elle ait fait plusieurs tentatives de suicide et qui maintenant croque la vie à pleines dents, venait chez moi, alors que mon espace de réception était très peu organisé. Elle apportait deux coussins qu'elle pliait et superposait en y prenant visiblement de plus en plus de plaisir. Je l'observais et assistais à un véritable rituel. Au fil des séances, elle s'était constitué son propre protocole, avec ses coussins d'une part et sa tenue – toujours la même – confortable et élégante d'autre part. Elle est, à ce jour, celle qui m'a décrit le laboratoire le plus élaboré. Un cousin zazen et un tapis neutre roulé dans un coin peuvent remplacer occasionnellement ceux oubliés par l'étudiant.
Personnellement, sauf en cas de travail spécifique sur les odeurs, je n'utilise ni parfums, ni encens, étant moi-même indisposée par certaines odeurs.

- En pleine nature

C'est seulement en de très rares occasions que j'ai dû procéder à un accompagnement **DPR** en pleine nature. Dans ces cas précis, les étudiants avaient de violentes colères contenues et redoutaient que suite à l'expression de celles-ci, ils n'aient à en regretter les « effets nocifs » sur leur environnement quotidien (maison, famille, voisins, …).
NB : Le travail sur les ricochets sonores peut être effectué ultérieurement, chez soi, sans accompagnateur.

Un avantage remarquable de cette solution est qu'elle propose un environnement à la fois neutre pour l'étudiant et paradisiaque pour la séance – la Guadeloupe étant une île d'une nature généreuse et luxuriante.

Considérations temporelles

- Prévoir une entrevue préliminaire

Au-delà des informations pratiques d'organisation – réglées elles aussi, avant la première séance – j'expose l'essentiel de la méthode **DPR**.
Le postulant est alors invité à exprimer, d'une part, le plus simplement possible sa perception d'une telle démarche (cela pour une mise au point, s'il y a lieu, du cadrage technique et de ce qu'il convient d'en attendre) et, d'autre part, la formulation en une phrase très brève, de son souhait.

- L'instant favorable

Les séances **DPR** sont plus efficaces le matin – certains exercices requérant la présence des énergies solaires montantes. Je prévois si possible de commencer la **DPR** à la nouvelle lune ou dans la phase montante de la lune. Là aussi certaines postures, yin[25], sont d'autant plus efficaces.

- Le respect de soi passe par le respect de chacun

Dès le début du voyage, je respecte totalement la décision de poursuivre ou d'arrêter en route et n'émets aucun chantage quant à la réalisation d'un objectif. Je fonde mon attitude sur le fait que lorsque les conditions sont réunies alors « il est temps », et cela pour mon étudiant comme pour moi-même. En ce qui me concerne, j'essaie de respecter mes engagements tout en sachant que les pensées gouvernent les actes.

- Durée effective

L'accompagnement à la prise de décision se déroule globalement sur douze heures en présentiel (en tandem, côte à côte ou en se faisant face

---

[25] Principe féminin, selon les philosophies orientales, le yin est relatif à la stabilité, à la réceptivité entre autres et donc dans une certaine mesure à la créativité. Complémentaire du yang, le yin participe en proportion variable à toute chose. La dualité apparente du symbole du yin et du yang renvoie à une acception complexe des forces régissant l'univers. En chacun de ces aspects subsiste en effet une part de l'autre. Toute chose n'étant pas irrémédiablement définitive en soi, l'apport de l'une ou l'autre de ces énergies peut renforcer ou infléchir la mobilisation ou la ressource naturelle initiale.

mais sur deux axes parallèles) réparties sur douze semaines. Une séance de **DPR** avec l'accompagnateur, dure environ quarante-cinq minutes, auxquelles il convient d'ajouter quelques minutes avant et après pour s'accueillir et se dire au revoir. Cette périodicité hebdomadaire donne au corps la possibilité de s'accoutumer progressivement et sans heurts à la pratique des âsanas.

Outre ce travail en présentiel, des phases intermédiaires permettent à l'étudiant d'assimiler ses acquis. Ces phases intermédiaires sont profitables à plus d'un titre. Elles offrent un nombre impressionnant d'informations et permettent à l'étudiant le retraitement de ces mêmes informations sous des éclairages différents qu'il élabore ou rejette selon son propre jugement. L'étudiant y met spontanément en pratique, dans le cadre qu'il choisit, les outils nouvellement acquis. En effet, j'ai pu observer que, sans sollicitation extérieure, il décidait ainsi par lui-même de renforcer ou de développer sa démarche **DPR**, entrant de plain-pied dans sa propre expérimentation de lui-même. Les remarques que les étudiants jusqu'à présent, ont bien voulu me faire partager, m'informent sur la clarté de leur discernement, sur la facilité avec laquelle ils parviennent à exprimer le ressenti d'états intérieurs, sur les retours d'informations qu'ils enregistrent auprès de leur entourage proche, régulier ou occasionnel.

o Le nombre d'accompagnements est quant à lui variable. Créée pour rendre totalement autonome l'individu dans sa prise de décision, la **DPR** fournit des outils réutilisables à volonté. Une fois le principe d'apprentissage intégré, celui-ci le libère de tout nouvel accompagnement. A la seule appréciation du demandeur, un accompagnement peut être à nouveau réitéré. Il se présentera comme un approfondissement des acquis et une expérimentation sur de nouveaux objectifs – par exemple : la facilité à mémoriser des processus d'autoproduction quel que soit le domaine de référence.

Dans le cadre d'une formation à l'accompagnement **DPR**, plusieurs stages peuvent être envisagés. Le déroulement des stages se fait alors par sessions de quatre demi-journées avec pour chacun un objectif imposé. Plusieurs formations sont proposées : prise de décision ; confiance en soi ; bien-être ; stimulation sexuelle, etc. Il est préférable que le stagiaire ait suivi au préalable, un accompagnement **DPR** pour ses propres objectifs.

- Pour une attitude face à la vie

Une telle pratique peut se révéler utile à chaque prise importante de décision mais j'ai constaté qu'à l'instar du bhakti yoga, la **DPR** pouvait améliorer la qualité de vie de mon entourage en lui proposant de pratiquer quelques exercices simples et opportuns quand cela me semblait nécessaire. Je demande, par exemple, à mes enfants d'avaler régulièrement le soleil aux périodes d'épidémies de grippe ou de rhume. Le résultat est surprenant mais logique. Si l'exercice est fait de façon préventive, c'est-à-dire suffisamment tôt, alors la période fatidique se passe au mieux pour nous tous. Si, au contraire, je n'ai pas été suffisamment vigilante et que les premiers éternuements ou le nez qui coule, sont là, alors je rectifie aussitôt le tir. J'obtiens ainsi des durées de rétablissement de un à deux jours, y compris avec mon fils aîné qui, le plus sceptique, fait l'exercice uniquement « pour faire plaisir à maman ». En outre, il n'aime pas prendre de médicaments et soutient qu'une grippe passe d'elle-même, en ce qui le concerne, au bout de huit jours s'il s'abstient de faire des imprudences. Il fait alors confiance à ses anticorps, ce qui est une bonne idée, mais de mon côté, je trouve qu'être en bonne santé permet de passer son temps de manière plus agréable et à autre chose qu'à éviter d'aggraver son état ou à se soigner.

Attitudes intérieures de l'accompagnateur

- Qualités requises

Les qualités – morales, mentales, physiques, spirituelles – se résument dans l'attitude juste. Le désir d'aider les autres ne se confond pas avec celui de rendre les gens heureux. Il appartient à chacun de se rendre heureux.

Cela sous-entend que :

– la faculté d'être heureux peut se partager certes, mais de façon particulière : par rayonnement. Soyons heureux et ainsi invitons les autres à en faire de même, à y arriver à leur propre rythme.

– la sincérité s'apprend et se développe d'abord en chacun puis envers l'autre.

– les outils que chacun engrange arrivent dans la vie non quand on est prêt à les utiliser mais quand on est prêt à les recevoir. Le résultat d'une **DPR** peut être immédiat ou légèrement décalé dans le temps.

- Savoir accueillir, savoir dire au revoir, en restant naturel, soi-même, tout en respectant la sensibilité des gens : l'accompagnement **DPR** est aussi l'histoire d'une rencontre.

- Le sevrage : lors du lâcher prise, qui se déroule généralement au cours des deux dernières séances, je pose la question de savoir si l'étudiant appréhende la fin des rencontres. C'est rarement le cas mais, si ça l'est, je renforce ces deux dernières rencontres dans le lâcher prise de l'objectif et par voie de conséquence de la relation d'accompagnement **DPR**.

- La poursuite de relation avec l'accompagnateur **DPR** est de la seule initiative de l'étudiant, après la fin de la dernière séance du cycle DPR. Son opportunité doit être bien entendu validée par l'accompagnateur. L'intéressé n'est pas fondamentalement étudiant de l'accompagnateur mais étudiant de lui-même.

PREMIERE PARTIE : L'APPROCHE PAR LE SOUFFLE

- **Apprentissage de la posture**
- **Apprentissage de la respiration consciente**
- **Apprentissage de la relaxation yogique**

«Evitons les trois défauts du récipient
– le défaut du récipient retourné : ne pas tendre l'oreille
– le défaut du récipient percé : ne pas retenir
– le défaut du récipient contenant du poison : mêler des émotions négatives à ce qu'on entend». Patrul Rimpotché *Le chemin de la grande perfection.*
De la nécessité de se préparer à recevoir un enseignement.

MEDITATION SUR LE SOUFFLE

– VERS LA CONSCIENCE DE SOI–

Commencer par le souffle ouvre tout le champ d'investigation d'une approche **DPR**. Il faut savoir qu'une telle approche, bien que traduite ici littéralement, reprend beaucoup d'aspects naturels utilisés très souvent, permettant de prendre conscience de soi. Vous est-il arrivé de constater, lors de violentes émotions, l'impression d'être curieusement dissocié de votre corps et de ne pas en reconnaître les réactions ? Les changements dans les différents rythmes physiologiques qu'accompagne cet état émotionnel donnent déjà un aperçu de la nature du phénomène. Généralement, sans aucune anticipation particulière, le corps appelle simplement, à recouvrer son état d'équilibre dans certains cas – généralement pour quitter un état désagréable – ou à prolonger les ressentis – lorsqu'il expérimente un état agréable. Un point de stabilité propre à chacun peut être repéré ; il peut évoluer en fonction de l'orientation donnée à sa vie. Conscient du changement occasionné, le corps recherche spontanément des outils de remise en conformité ou de maîtrise des taux vibratoires. Dans tous les cas, le premier mouvement est donc de respirer – vous n'avez pas pu manquer de l'observer. Cette respiration salvatrice permet tout simplement de se réintégrer progressivement dans son corps, d'en reprendre d'une certaine façon la maîtrise. Votre conscience alors va opérer un basculement efficace vers votre intériorité, attendant patiemment de se retrouver enfin en paysage connu ou toléré. Tout dépend, me direz-vous, de l'émotion traversée et de sa densité. En effet, certaines émotions plus que d'autres sont mieux tolérées par notre corps. Cela dépend en grande partie de notre capacité à encaisser ces véritables chocs énergétiques que sont nos émotions. La capacité de faire face à de tels évènements vibratoires sera fonction de notre histoire et des codes mnémotechniques élaborés au cours de cette même histoire par notre cerveau pour nous avertir aussi vite que possible de l'imminence de nos réactions. L'analogie est par excellence, pour notre cerveau, le moyen de trier l'information reçue. Quelle que soit la nature des émotions, le cerveau en alerte va orienter le ressenti vers les mémoires émotionnelles. Celles-ci, de plusieurs ordres, récupèrent les données sélectionnées selon leur appartenance à des DED[26] ou à des DEP[27]. Le tri en qualité ou en fonctionnalité des informations sera ultérieur. Il s'agit dans un premier temps, face à l'urgence, de pallier la réactivité. A l'instar de notre cerveau, en conscience et sans répondre à une sollicitation émotionnelle, nous allons dans ce temps de méditation sur le souffle activer le mécanisme de respiration d'urgence. Par des séries de respirations particulières, nous entrerons progressivement dans l'univers intérieur de notre propre personne. La pratique de ces respirations nécessite un positionnement approprié du corps que nous allons donc instaurer dès la première séance (**S1**). Les exercices de respiration abordés (**S2**) en seront d'autant plus facilités. En conservant l'acquis de chaque séance, l'étudiant apprend à discipliner de lui-même son corps. La relaxation (**S3**) qui clôture cette méditation sur le souffle est l'ultime achèvement de toute la méthode **DPR.** Il est nécessaire de la présenter dès les premières séances car elle s'affine au fur et à mesure de la progression dans la méthode **DPR**. L'étudiant y apprend la gestion de son propre ressenti. En l'occurrence, elle lui permet d'appréhender tout ce qui a trait à l'abandon de toute chose d'origine interne ou externe, à la séparation, au lâcher prise, au moment de fin de chaque séance…

➢ *Un esprit sain dans un corps sain*

---

[26] Décharges Emotionnelles Douloureuses

[27] Décharges Emotionnelles Plaisantes

APPRENTISSAGE DE LA POSTURE

RECTITUDE DU CORPS DANS LE CONFORT DE LA POSTURE

- **La ligne de hara**

Cette ligne imaginaire parallèle à l'axe vertical du corps passe par quatre points essentiels. Il faut la visualiser traversant tout le corps, du sommet de la tête jusqu'à l'entre-pied en passant par le thymus et par le hara. Ces deux points médians sont situés précisément à trois centimètres sous la surface de la peau[28].

Le premier point – dit d'individualisation – se situe au-dessus de la tête, à la verticale de la fontanelle. Il varie en fonction de la santé, de la confiance en soi, de la personnalité et du caractère de chacun. Imaginez un fil, centré à cet endroit qui, étiré vers le haut, permettrait de corriger à tout moment la posture d'un individu debout. L'exercice appliqué en conscience donne immédiatement un ressenti intérieur particulier : l'impression d'être plus grand et pour ceux déjà adeptes de la visualisation, une double hélice dorée[29] transportant des données par le corps, l'une en partant d'en bas vers le haut et l'autre du haut par le sommet de la tête vers le bas. Ces premières constatations s'accompagnent extérieurement d'une envie de redresser la tête – le menton se rapproche du cou – d'étirer son cou et le reste de la colonne vertébrale, de dégager les épaules, de remonter le torse, de rentrer le ventre, de basculer le bassin vers l'avant – correction du creux lombaire. En plus de ces autocorrections plus ou moins apparentes selon les individus, j'observe alors :

– des corps qui se déploient et s'assurent sur leur base (en position debout : les pieds ; en posture assise : les fesses).

– une plus grande amplitude dans la respiration et les prémisses de la respiration complète, à savoir : un abdomen qui participe enfin à la respiration.

– une tonicité relative du corps. L'individu découvre un certain confort dans la posture, sans que je ne le lui demande.

– un nouvel équilibre et une attention accrue. Cette vigilance du corps permet la mobilisation de ses énergies yang. On la retrouve d'ailleurs

[28] Voir ci après schéma n°3

[29] Elle est toujours dorée, dans ma perception.

dans les arts martiaux, assortie d'un positionnement particulier des pieds[30]. De même, le yang est fortement activé dans la posture du kouros – debout, le corps bien droit, la tête bien droite, le regard filant vers l'horizon, les bras le long du corps, le pied gauche légèrement en avant – que l'on observe sur la plupart des statues égyptiennes.
Une telle dynamique est fondamentale, comme je l'ai déjà dit, pour tout travail sur la prise de décision.
Directement relié au chakra[31] coronal, le premier point essentiel reçoit les énergies cosmiques dispensatrices entre autres de discernement. D'où la possibilité d'une maîtrise accrue de son individualité, d'une connaissance plus précise de soi-même et du sens de son incarnation actuelle, ou le cas échéant d'un recentrage de son être.

Le deuxième point de la ligne de hara se place sur le thymus. Celui-ci se trouve toujours sur l'axe parallèle à l'axe vertical du corps (à trois centimètres de la surface du corps) à hauteur des emmanchures.
Il y a deux façons de le situer sur soi et par soi-même :
– porter le doigt au creux central qui se dessine entre la gorge et les clavicules, les dépasser en descendant jusqu'à la petite protubérance – ou jusqu'au petit plateau, selon certaines morphologies – située environ cinq centimètres plus bas.
– placer le doigt dans le creux de l'aisselle (bras légèrement relevé) et diriger le doigt vers l'autre bras au même niveau. S'arrêter au centre du torse sur la zone du thymus entre les deux points Rn27[32].
Le point thymus est au centre de cette petite protubérance. Point d'extériorisation d'un important chakra – le chakra du thymus – il est très important. Il est situé.
Le point thymus se place à mi-chemin entre deux chakras de communication : le chakra de la gorge (Vishuddha) qui dirige l'expression verbale de communication ainsi que la créativité et le chakra du cœur (Anâhata) qui communique directement – en réception et en émission – avec toutes les énergies existantes visibles et non visibles. L'harmonisation des deux chakras favorise la compréhension et l'expression des concepts véhiculés par la communication.

---

30 Ainsi, en Aïkido, la posture du « guerrier prêt au combat ».

31 Terme sanscrit signifiant : « roue produisant de l'énergie ».

32 Rn27 ou Plais Elegant est l'appellation donnée à deux points essentiels d'acupuncture placés symétriquement de par et d'autre du sternum, sur une petite plateforme située juste sous la protubérence de chaque clavicule. Ces deux points stimulent l'imunité de notre corps physique.

A son tour, ce point de la ligne de hara, relié à ces deux chakras périphériques, participe à la prise de décision. Il serait le siège énergétique de la formulation des concepts participant à la prise de décision. Il opère un puissant stimulus dans la mobilisation des conditions intellectuelles favorables.

Le troisième point essentiel de la ligne de hara – appelé tan tien ou dântián – est, comme son nom l'indique, au niveau du hara. Situé dans le bas ventre, il désigne le point par lequel les samouraïs se donnaient la mort par éventration[33], quand ils perdaient leur honneur. Ce n'est pas neutre qu'il se localise au niveau du nombril, lieu privilégié de communication vitale durant la période de gestation de l'être humain. Il s'inscrit perpendiculairement à l'axe du corps, à trois centimètres sous la peau et à trois centimètres au-dessous du nombril entre le chakra du plexus solaire (celui des émotions) et celui des organes sexuels (ceux de la reproduction). Le point hara participe pleinement à la concrétisation des objectifs. Véritable propulseur des forces de créativité matérielle, il sera à activer en simultanéité avec les autres centres énergétiques qui définissent son cadre mental d'expression. Cette volonté mentale lui donnera la finalité de l'objectif.

Le quatrième point – que j'appelle « sommet de la montagne » – est situé à environ vingt centimètres sous le corps toujours dans la verticalité de la ligne de hara. A l'issue de son exercice d'application, Marlène, une étudiante particulièrement douée, a su en exprimer une description particulièrement précise : « C'est la première fois que je réalise un exercice qui consiste à me relier à la terre. Jusque là, dans toutes les pratiques énergétiques que j'avais expérimentées, je ne me reliais qu'au ciel. Je me suis donc appliquée à exécuter cette nouvelle posture. Mon ressenti était alors d'être au-dessus d'une petite montagne située entre mes pieds et dont le sommet commençait à environ vingt ou trente centimètres sous moi ; en insistant un peu plus, j'eus l'impression d'être comme un arbre qui développe ses racines sous terre ». En décrivant sa perception du quatrième « point » elle faisait le geste des deux mains tournées vers le bas, d'abord jointes, puis en forme de toit qui s'écarte.
Sa description est d'autant plus remarquable que, sans jamais lui avoir parlé de ladite montagne, je ne lui avais fourni comme repère d'ancrage

[33] Hara-kiri ou Seppuku.

et de stabilité que le point de contact d'avec le sommet de la montagne souterraine.

L'alignement de ces points impulse au corps physique une attitude constructive face au projet que l'étudiant souhaite réaliser et, plus généralement, face à la vie. Il devient important qu'en dehors des postures statiques de méditations dynamiques, celui-ci mesure l'importance de son engagement physique dans sa propre réalité. Certaines personnes, comme moi-même d'ailleurs, aiment à méditer en marchant, dédiant cette activité sportive du même coup à un objectif matériel ou spirituel, individuel ou collectif. La posture devient alors la participation physique aux conditions favorables nécessaires à l'expression exacte de la demande. L'objectif en est d'autant plus renforcé. Une posture correcte donne aux organes leur place précise. Ainsi, ils ont à l'intérieur du corps eux aussi la posture correcte et peuvent remplir exactement ce pour quoi ils ont été programmés. Les centres d'énergie que mentalement l'étudiant va mobiliser doivent, eux aussi, s'inscrire dans une attitude adéquate.

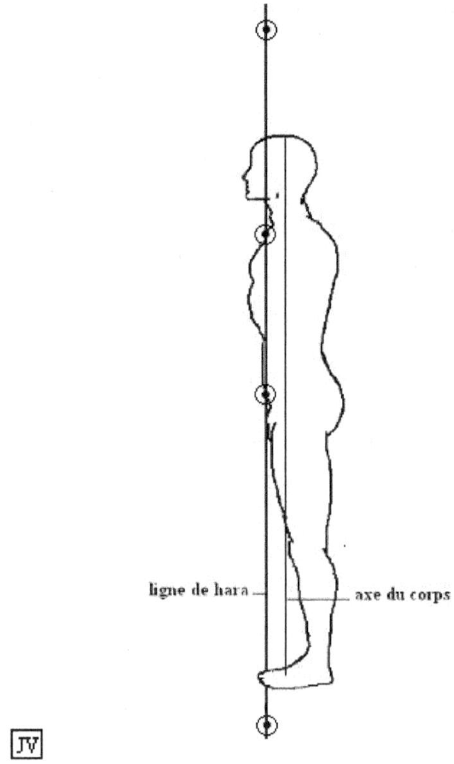

n°3 **Ligne de hara**

- **Posture confortable sur chaise droite ou petit banc**

Généralement, je laisse l'étudiant choisir sa posture de départ puis je m'installe sur mon coussin. L'essentiel est que chacun se sente bien. Une étudiante, très sceptique dès le début de nos rencontres, préférait rester assise sur un petit siège africain. Très bas, celui-ci convenait tout à fait à plusieurs postures de méditation. L'affaire se corsa quand elle refusa les postures particulières que je lui proposai. Qu'à cela ne tienne ! Je lui proposai alors d'attaquer les exercices uniquement et directement en visualisation. Il s'avéra que cette dame avait de réelles dispositions pour cette technique qu'elle put exécuter facilement. Elle put bénéficier des mobilisations internes d'énergie – dès la séance en cours puis lors de toutes les suivantes et au-delà.

- **Assis sur chaise ergonomique**

L'utilisation d'un siège ergonomique est à proposer aux personnes ayant de réelles difficultés à s'asseoir à même le sol. Il offre l'avantage, par rapport à la chaise classique même très confortable, de permettre le basculement du bassin nécessaire à la rectitude de la posture.

- **Posture en tailleur**

Assis au sol, une jambe sera repliée et son pied placé sous la cuisse de l'autre jambe. A son tour celle-ci sera repliée et son pied placé sous la première.

- **Le papillon**

Cette posture requiert une certaine souplesse des jambes. Assis à même le sol, l'étudiant place les plantes des pieds en contact puis en redressant progressivement le dos, les fait glisser jusqu'au pubis en s'aidant des deux mains, pieds toujours unis. En début d'apprentissage, sans relâcher ses pieds, il appuiera avec les coudes sur les cuisses, par à-coups. Quand par la suite la posture devient confortable, il s'aidera de ses bras en posant les mains sur les genoux, tout en exerçant de légères pressions vers le sol.

- **Le lotus**

L'étudiant s'assoira au sol – la première jambe sera repliée et son pied placé sur la cuisse de l'autre jambe. A son tour, celle-ci sera repliée et son pied placé sur la première. Les deux talons des pieds vers l'aine de chaque jambe, les plantes tournées vers le ciel, le buste sera maintenu bien droit et les talons seront rapprochés le plus possible des aines.
Le lotus ou demi lotus est particulièrement indiqué pour tous les exercices qui requièrent une posture assise. Et l'ensemble de la séance

peut se faire dans l'une ou l'autre de ces positions. Toutefois, la respiration est importante lors de l'exécution de toutes ces postures.
Michel, un jeune homme d'une vingtaine d'années, avait choisi de débuter dorénavant, la séance en demi lotus et de la terminer en papillon complet – posture plus difficile qu'elle n'en a l'air. Comme le lotus complet, elle nécessite un entraînement assidu et des efforts de relâchement des muscles et des tendons des jambes.

POSTURE ZAZEN SUR COUSSIN SURÉLEVÉ

La posture zazen reste pour moi, à ce jour, la plus confortable et je me réjouis chaque fois que mes interlocuteurs m'ayant demandé des explications s'invitent à cette façon de s'asseoir. Depuis quelques années, je la propose systématiquement quand il n'y a pas de contre-indication. En effet, elle permet le basculement du bassin, une assise stable et un réel étirement de la colonne.

- **Coussin et basculement du bassin**

Les genoux doivent être le plus près possible du sol. A moins d'être très souple, il est préférable de surélever les fesses par un coussin dur et épais.
C'est effectivement le coussin qui, surélevant les fesses, repositionne le bassin en lui impliquant un basculement vers l'avant. Celui-ci pourra être conservé sans aucune lassitude pendant toute la séance. Cette posture étant peu familière au corps, il convient de l'aborder progressivement et très lentement.

- **Positionnement des pieds**

Une attention particulière est portée au placement des pieds. Commencer par une bonne expiration. Puis dans l'inspiration prendre le pied gauche, le placer lentement vers le centre de l'entre-jambe, le bord du talon si possible au contact du périnée, la plante du pied et les orteils tournés vers le haut. Rester un moment sans respirer. Dans un second temps en expirant, ramener le pied droit vers le pied gauche déjà en place, le talon droit au contact du dos du pied gauche, le creux et les orteils du pied droit vers le haut. Rester à nouveau un moment sans respirer, en cherchant le confort dans la posture. Reprendre une respiration normale.

A travers l'expérience d'Evelyne (gauchère de la main et … droitière du pied !), considérons le cas particulier des difficultés du positionnement des gauchers.
Evelyne n'était pas satisfaite de sa posture. L'exécutant pour la première fois, elle pensait l'améliorer en la débutant par la droite. Avait-elle vu juste ou devait-elle se contraindre à la reprendre à gauche ?

Très généralement, il convient selon moi de commencer toutes les postures (qu'elles soient dynamiques ou statiques) par la gauche, car elles sont beaucoup plus efficacement intégrées lorsque les qualités du cerveau droit (intuition, imagination, conscience de la globalité, créativité, …) y sont associées. Bien entendu, pour le commun des mortels, le cerveau droit mobilise le côté gauche du corps. C'est pourquoi, en règle générale, je préconise de commencer l'exécution des postures à gauche.
Néanmoins, certaines exceptions sont à prendre en compte : tous les individus (droitiers, gauchers contrariés ou non, de même que toutes les personnes dont le fonctionnement ou l'organisation des lobes cérébraux sont particuliers) mal à l'aise dans la prise d'une posture à gauche. De telles personnes ne peuvent effet se relâcher suffisamment dans l'attitude. Or, l'aptitude à la relaxation (autrement dit, le confort dans la posture) donne la possibilité d'entrer en méditation laquelle stimulera en définitive tout particulièrement le lobe cérébral où se logent les qualités liées à l'intuition. Une telle stimulation tendra à libérer ces qualités.
Oui Evelyne, tu avais bien fait de débuter par la droite !

- **Préparation à la pratique de Chiné**[34]

Tous les plans d'existence de l'individu (ego), y compris les joies et souffrances de ses corps physique, émotionnel ou mental, émanent d'une réalité ultime qui est celle de l'Esprit. L'approche de cette réalité ultime dissipe subtilement les voiles et donc la souffrance.
L'ego occulte la véritable nature de l'Esprit et nous rend incapables de discriminer entre le réel et l'illusoire. Il tend à rejeter tout ce qui menace

---

[34] Lors de son passage en Guadeloupe, Virginie, bouddhiste pratiquante depuis de nombreuses années, m'apprit très simplement sur un petit coussin posé à même le sol de sa chambre d'hôtel à étirer ma colonne vertébrale en pratiquant chiné. Les effets furent immédiats. Mon chakra coronal s'ouvrit brutalement, une colonne énergétique s'établit verticalement au-dessus de ma tête. Parallèlement, une légère impression de perdre le contact avec mon environnement m'inquiéta. Je me mis à faire quelques respirations complètes pour retrouver mon équilibre sans perdre l'intensité du flot d'énergie que je percevais. La sensation d'être connectée directement à une conscience supérieure, par la simple pratique d'un exercice, me fut donnée ce jour-là. Tous les éléments de mon puzzle étaient enfin présents en moi.

la reconnaissance de son « existence » et s'attache, au contraire, à tout ce qui la conforte. D'où la nécessité de l'apprivoiser très subtilement au moyen d'un instrument parfaitement adéquat : la méditation.
Une bonne posture de méditation peut être résumée en sept points[35] :

- jambes croisées. Talon gauche contre le périnée. Talon droit, devant, contre dos du pied gauche.
- colonne vertébrale étirée
- épaules écartées
- main droite posée sur main gauche, paumes vers le haut
- menton formant un angle droit avec la gorge
- regard posé dans le vague, en oblique, vers le bas en direction d'un point virtuel situé à quatre ou huit doigts en avant de la pointe du nez ou projeté environ à 1,50 m sur le sol.
- bouche et langue sont relâchées.

Très généralement, cette technique permet d'étirer les vertèbres de toute la colonne vertébrale. Pour ce qui nous concerne plus particulièrement, elle permet aussi d'établir la ligne de hara en position assise et de libérer les canaux d'énergie.
Vous avez réussi à vous asseoir dans la posture ? Bravo !
Afin de bien l'assurer, « casser » les deux poignets vers l'intérieur des mains ; positionner celles-ci ainsi tournées dans le creux de chaque aine. Par des mouvements de balancier, de gauche à droite, en respirant alternativement, effacer très progressivement le creux des bras. S'arrêter avant toute perception de douleur tant au niveau des bras qu'au niveau du dos. Reprendre à la séance suivante.
La posture est parfaite, après un entraînement plus ou moins long selon la morphologie de chacun, quand les bras sont totalement tendus. Les mains sont alors dégagées. Il faut encore veiller à conserver l'étirement de la colonne en s'aidant de la respiration. Les mains sont simplement posées sur les cuisses.
Personnellement, quand je médite en zazen ou que j'accompagne en **DPR**, je renforce dans ma posture la communication terre/ciel. J'aime alors porter ma main droite vers le sol pour recueillir les précieuses énergies de la terre et recevoir de l'autre main les toutes aussi bienfaisantes énergies du ciel. Mon mari me voyant dans cette posture de méditation me rappela qu'à la seule différence du positionnement des pieds elle était celle de Chenrezi – le bouddha de la compassion – qui prend le ciel et la terre à témoin.

---

35 Cette posture est une variante de celle en sept points de Vaïrocana, considérée, dans la Tradition Bouddhiste, comme étant la plus favorable à la circulation des énergies.

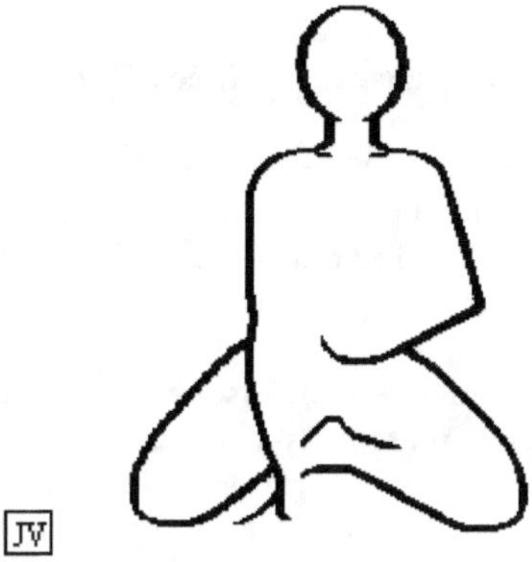

n° 4 **Ma posture zazen**

- **Pratique de Chiné**

Il s'agit de faire le calme mental en laissant dans un premier temps les pensées circuler librement, en en prenant conscience ou non, puis progressivement de les laisser partir sans les retenir, alors qu'elles deviennent plus lentes et de moins en moins nombreuses. Toujours sans les retenir, et pour accéder au calme mental, l'étudiant se concentrera sur sa respiration qui sera ample et régulière. Avec un peu d'entraînement, de moins en moins de pensées viendront perturber le calme mental.

En attitude intérieure de Chiné, le but n'est pas la cessation complète des pensées et des émotions (car nous en produisons en permanence) mais de parvenir à un état de stabilité dans lequel elles ne nous dérangent plus. Délibérément, on ne retient aucune pensée ou émotion susceptible de nous tourner vers le passé ou vers l'avenir – tous deux sources d'illusion et de souffrance. On laisse simplement l'Esprit dans le présent, sans distraction, sans intention. Le pratiquant utilisera ou non des supports (concentration sur le son, le souffle, l'image, etc.) qui l'aideront à la pacification mentale.

Pour les plus avertis, une profonde analyse intérieure peut alors être déclenchée – quant à la véritable nature de l'Esprit – au terme de laquelle chacun demeurera simplement dans l'expérience qui s'en sera dégagée. C'est Lhaktong - accès à la « vision supérieure ». En ce qui me concerne, je ne dissocie pas Lhaktong de Chiné.

Plusieurs ressentis peuvent accompagner Chiné. En moi, Chiné provoque une sensation de spirale ou de double spirale, que je situe encore difficilement comme étant à l'intérieur ou à l'extérieur de moi. Cette sensation très agréable est pour moi le prélude à des méditations dynamiques elles-mêmes fonction des objectifs du moment.

Séance n° 1 – La posture : les trois phases anticipées (13/03/05)

L'entrée en matière (durée effective : 20 min. / durée prévue : 20 min. pour une première séance, progressivement réduite à 10 min. pour les suivantes) se fait en se tenant dans la position de son choix – elles ont toutes trois choisi de s'asseoir, sur leur coussin, en tailleur – en imaginant simplement chacune une bulle autour de soi (conscience de soi individuelle).
Les postures d'étirement de la colonne vertébrale se font en assise zazen puis debout. Expirer menton contre la poitrine puis, dans l'inspir, relever la tête sans à-coups, progressivement, pour la positionner à la verticale le long de l'axe du corps. Dans chaque inspiration profonde, tout en enfonçant le plus possible l'assise ou les pieds – selon la posture – dans le sol, il s'agit d'imaginer un fil qui partirait du milieu du cuir chevelu (s'aider si nécessaire en tirant vers le haut un cheveu de cette partie du cuir chevelu) et qui étirerait notre colonne vertébrale, nuque comprise (durée effective : 10 min. / durée prévue : 10 min.). A chaque nouvelle inspiration étirer la colonne et dans l'expir maintenir l'étirement du corps.
L'observation des deux filles et de leur mère fut riche d'enseignements et le débat (durée effective : 25 min. / durée prévue : 15 min.) qui a suivi fut quant à lui très dense.
La sortie de la séance (durée effective : 10 min. / durée prévue : 10 min.) reprend la posture zazen proposée et donne l'occasion de refaire mentalement toute la séance jusqu'au moment du sas. Véritable résumé en accéléré, elle permet de revivre en conscience et d'intégrer toutes les émotions (nouvelles ou non, partagées ou non) dont la transformation constitue l'objet même de la **DPR**.

Observations
Julie semble avoir des difficultés à suivre convenablement les indications mais les accepte toutes sans opposer de réticences. Sa respiration est saccadée et bruyante, comme pour souligner l'exécution effective d'un enchaînement postural par à-coups – non progressif comme je le demande. Sa posture debout n'est pas correcte (bassin trop en avant) et s'avère donc peu stable (il lui faut un support…). Sa posture assise faite en omettant certaines phases (positionnement de la tête en partant du menton sur la poitrine) est belle une fois totalement réalisée et conservée longtemps. Durant tout son exercice, Carole (la mère) tente de lui rappeler, par signes, ses omissions. En retour, celle-ci sera reprise avec insistance sur sa posture par Julie.
Justine développe les postures avec très peu d'erreurs et dans une harmonie innée ou préexistante. Sa respiration est fluide et à peine audible. Elle s'impose en fin d'exercice une rigidité qui n'est pas nécessaire et, comme la posture elle-même, devient difficile à tenir. D'où une urgence à sortir de l'exercice.
La mère de Justine et de Julie, quant à elle, redécouvre son corps et se propose une véritable thérapie corporelle parallèle à la démarche **DPR**. Sans se plaindre et malgré quelques difficultés, elle a choisi d'accepter de jouer le jeu totalement. Ainsi s'exprime encore selon moi – l'amour – ici, celui d'une mère – non dans le « fais-le » mais davantage dans le « je le fais aussi et je t'invite à le faire » ou dans le « faisons-le ensemble ».

Débat première partie

D'emblée, l'entrée dans la séance fut jugée trop longue au goût de Justine (la première à prendre la parole) dont l'agacement persiste alors qu'elle se la remémore. Son « refus de la bulle » (sic) s'inscrit clairement et subtilement en moi. La jeune fille ne semble n'avoir rien à dire sur les exercices. Elle s'étend de tout son long sur la moquette et place un bras sur ses yeux, lequel est soulevé de temps en temps pour mieux écouter, poser une question ou répondre lorsqu'elle se pense sollicitée. Elle reste ainsi en écoute (une autre de ses attitudes tangentielles par rapport à la demande de communication de sa mère) pendant toute la séance et demande si les deux exercices peuvent être faits dans la position couchée. Je lui indique que non car ce sont des exercices d'étirement de la colonne et d'ancrage ciel/terre (la verticalité est de rigueur) ; mais, par contre, d'autres exercices tels la relaxation pourront sûrement l'être. Il ne s'agit pas d'anticiper trop vite.

Julie brusquement loquace, a plein de choses à partager. Elle raconte son osmose complète avec son environnement, sans aucune limite ni frein. L'« absence de bulle » autrement vécue m'interpelle. En situation, la jeune fille entendait tout, du plus éloigné au plus proche (y compris sa propre respiration). Génial ! Là encore, une anticipation des méditations sur le son.

Le vécu de Carole est époustouflant (que de talents contenus !). « Contrairement aux filles, j'ai perçu tout de suite la bulle... ». Sa visualisation immédiate de sa bulle attire l'attention de Justine qui soulève son bras. « Les sons, d'abord étouffés, sont devenus imperceptibles. Le monde extérieur progressivement n'existait plus et j'étais... seule... bien... avec ma bulle... dans ma bulle ». Carole était contente et rayonnait. Par la suite, dans son exposé, elle constata certaines de ses difficultés posturales et son impossibilité mécanique à les corriger. Elle ne chercha pas à s'en excuser (personne ne le lui demandait) mais accepta volontiers les remarques de ses filles et mes observations.

Je saisis l'occasion au vol et indiquai alors à ce moment précis du débat que tous **nous tendons vers notre propre perfection** et qu'il n'est pas dit qu'elle se doit d'être identique à celle des autres. Nous avons tous en nous-mêmes notre schéma idéal. Bien qu'on se l'imagine comme un archétype monolithique, on aura compris que, de fait, on a affaire à un schéma multidimensionnel relevant de plusieurs réalités. Dans un premier temps, il convient de faire des choix – nous en faisons tous, consciemment ou non. Puis, il s'agit de trouver en conscience, ici et maintenant, le schéma idéal (de nous-mêmes) qui nous agrée et de le faire émerger avec, à nouveau, la conscience qu'il est – sur le plan choisi – le plus beau ... de nous-mêmes. C'est aussi cela la démarche **DPR**.

Toutes ont ressenti une envie de « dormir » correspondant à une entrée précoce en alpha.

Débat seconde partie

Toute la seconde partie du débat sera consacrée aux ressentis et observations de Carole. Elle est pour l'instant moins utilisée par les filles qui préfèrent s'en tenir, pour cette fois, à une communication non verbale. En effet, Julie a rejoint Justine allongée sur la moquette. Elles se prélassent, s'étirent à distance, et ne sont en contact qu'au niveau des doigts – le bras tendu. Toutes deux face à face, n'interrompant cette osmose (i.e. ne se lâchant) que pour mieux écouter ou intervenir dans la conversation que je tiens avec leur mère.

Il y a trois jours, Julie a tenu à avoir une discussion « ferme et définitive » (sic) avec sa mère, sur un sujet demeuré confidentiel. Cette discussion a été qualifiée par Carole de violente mais importante quand même car nécessaire (« elle avait ça à me dire »). L'aspect définitif aussi avait un caractère urgent, comme trop longtemps contenu.

En effet, dès la fin de la première séance **DPR**, selon Carole les filles communiquaient plus avec elle et aussi entre elles bien que demeurant encore – toujours selon Carole – violentes dans leurs propos par les mots utilisés et par leur contenu. Je la questionnai sur ce qu'elle entendait par violence – « ce qui fait mal me répondit-elle » – et lui proposai d'y revenir plus tard.
Force, puissance, violence des émotions : nous y reviendrions forcément. De même, que nous aurions à revenir sur la bulle et la conscience de soi de l'individu, du couple, du groupe…

La sortie de la séance
Aucune indication n'est donnée quant à la durée de la méditation finale ! Seul son objet a de l'importance pour l'instant – à savoir, la mémorisation des événements physiques, mentaux et émotionnels et leur prise de conscience. Pour cela chacune va faire défiler mentalement la totalité de la séance de leur arrivée jusqu'à ce sas de sortie.
Je rassure Justine : elle pourra cesser de méditer quand elle le voudra et faire par la suite ce qu'il lui plaira. La jeune fille sera effectivement la première debout, à se promener dans la salle – silencieusement pour ne déranger personne. Mais en passant derrière elles, elle surprendra sa mère et sa sœur, restées beaucoup plus longtemps en méditation.
D'ici la prochaine fois, il serait intéressant de noter les rêves faits chaque nuit, durant cette semaine.
Quelques demandes de précision fusent tous azimuts. J'y réponds.
Carole souhaite ensuite me faire partager le rêve de Julie. C'est une première, semble-t-il, mais la séance est terminée. Nous y reviendrons aussi la prochaine fois.

APPRENTISSAGE DE LA RESPIRATION CONSCIENTE

SAVOIR RESPIRER

- **Par le nez**

Tapissé de poils qui retiennent les impuretés en suspension dans l'air, le nez permet, outre un premier tri de l'air que nous respirons, une information olfactive non négligeable.

– Organe de tri

Peu de personnes respirent consciemment par le nez. Celui-ci est pourtant fondamental pour filtrer l'air qui nous est nécessaire. De plus, il permet de rejeter le gaz carbonique – véritable toxine – dont le corps se débarrasse. S'obliger à respirer par le nez participe à la bonne santé de l'organisme. En respirant convenablement et en gardant le nez toujours propre, chacun peut accroître sa santé et sa longévité. Le nettoyage du nez avec de l'eau tiède, faiblement salée, donne à cet organe sa pleine utilité. Dans la tradition yogique cette hygiène se fait régulièrement avec un lotta[36] et participe des kryas[37]. Toutefois, l'utilisation d'une pipette stérile contenant du sérum physiologique tend vers le même résultat.

– Organe d'information

Etant particulièrement sensible aux odeurs, il m'arrive de rentrer en contact avec des gens très éloignés uniquement par leur odeur. Sa plus ou moins grande concentration m'informe sur l'urgence du contact. L'occasion m'a été donnée d'aider à secourir une personne en détresse alors que seule son odeur rodait autour de moi[38].

---

[36] Egalement orthographié « lotha » : ustensile ressemblant à une théière, muni d'un bec verseur très long et recourbé permettant l'écoulement de l'eau du nez vers la bouche.

[37] Exercices de purification

[38] En voici un exemple. La soirée était déjà très avancée. Mon époux et moi-même étions au salon : lui absorbé par une de ces lectures qui finissent tard dans la nuit et moi campée confortablement dans un fauteuil devant le film du dimanche soir.
Je sentis brusquement une présence tout près de moi. Elle était très caractéristique car sentant le tabac. Elle se tenait debout, de la taille et de la circonférence d'un homme.
Sans bouger, toujours dans le fauteuil, j'essayai d'affiner ma perception. La présence était souple non agressive et pouvait se déplacer. Je m'apprêtais, après en avoir fait part à Philippe, à la conduire dehors – cela nous arrive parfois d'être sollicités de la sorte et nous avons pris l'habitude d'en raccompagner plus d'une dans le jardin. Je me levai lentement car elle ne me semblait pas sûre d'elle. Comme elle était grande, j'utilisai mon corps tout entier pour la guider et aussi pour lui faire éventuellement barrage si elle

Porteuses d'émotions, les odeurs sont mémorisées par le cerveau. Ne vous est-il donc pas arrivé de percevoir une odeur oubliée de votre enfance qui resurgit brutalement avec toutes les émotions accompagnatrices ?
J'ai longtemps critiqué mon mari dans l'habitude qu'il avait de sentir son alimentation avant de manger. Je trouvais cela irrespectueux et l'interprétais comme un manque de confiance. Il le faisait pourtant, que l'aliment soit préparé ou non par moi. Quelle ne fut ma surprise de constater que mon petit garçon à peine âgé de deux ans et qui était comme nous végétarien, procédait de même lors d'une soirée où un plateau de petits fours placé sur une table aurait attiré son attention. Mon jeune fils sentit alors, avec précaution et sans y toucher, chaque pâtisserie et ne retint uniquement que celles qui ne comportaient pas de viande. La viande aurait pu être plus difficile à détecter pour lui, du fait qu'elle était dans des aliments composés. Il y allait directement au nez. L'utilisation du nez comme un organe de perception gagnerait à se développer. L'expression ne pas sentir quelqu'un prendrait alors une toute autre réalité.

---

décidait d'aller vers les chambres où dormaient nos garçons. Je livrais au fur et à mesure mes impressions et ma démarche à Philippe.
Bien que très sympathique, elle refusait de sortir. J'appelai mon mari à la rescousse, le sachant parfois plus convainquant que moi. Aussitôt, elle se réfugia dans la cuisine. Je demandais alors à Philippe de ne pas la mettre hors de la maison car il me semblait qu'elle commençait à s'affoler. Sur mes indications Philippe surveillait l'accès aux chambres.

J'envisageai de ne plus la chasser mais d'écouter ce qu'elle souhaitait nous dire. J'en fis part à mon époux et lui demandai si je pouvais disposer de son autel alors situé dans le bureau. Il me donna son accord et retourna à sa lecture. C'est donc dans le bureau que j'invitai la forme à me suivre. Je m'assis sur une chaise, allumai un ordinateur et entrepris des réussites. Je ne savais pas combien de temps cela pouvait durer. Pendant que mes doigts cliquaient sur la souris de l'ordinateur, je restais attentive et disposée à intervenir au moindre signal. La forme ne bougeait plus. Elle se tenait face à l'autel et semblait apaisée.

Brusquement elle se fit intense presque palpable. Son odeur devint reconnaissable. Je prévins Philippe immédiatement : « il s'agit de G. Quelque chose qui ne va pas. Téléphone-lui vite». A ce moment précis, notre téléphone sonna. C'était G. qui demandait si Philippe pouvait venir le voir. Philippe me regarda en opinant de la tête – c'était bien lui je ne m'étais pas trompée – puis par des gestes interrogateurs il sollicita mon accord. (Il était en effet vingt trois heures trente et il travaillait le lendemain mais je savais que ce genre de considération n'arrête nullement mon mari. Généralement, il m'interroge par principe). « Vas-y : il t'attend et ça semble grave». C'était effectivement très grave.
Merci de me révéler à moi-même et de me proposer autre chose que le téléphone.

- **Par la bouche**

La bouche n'est pas à proprement parler un organe de respiration, mais elle offre néanmoins des informations sur l'air aspiré de la sorte.
– Bien qu'elle soit parfois utilisée pour pallier les carences d'une respiration nasale, elle ne devrait intervenir que pour des exercices de respiration particuliers. Pour certains exercices, la respiration par la bouche provoque certains effets utiles pour dynamiser en conscience des parties du corps bien précises. Ceux-ci tiennent à la quantité absorbée ou rejetée en une fois, au positionnement de la langue dans ou hors de la bouche, aux sons qui peuvent accompagner ces exercices.
– Comme pour les odeurs, une quantité impressionnante d'informations est fournie par cet organe du goût. Et bien qu'il ne s'agisse pas de goût au sens habituel, j'ai pour habitude de définir l'activité de magnétiseur de mon mari par ce mot. En effet, chaque fois que je l'observe en pleine investigation, je ne peux m'empêcher de le considérer comme un véritable goûteur d'énergies. Je crois qu'il utilise aussi cet organe pour percevoir une qualité particulière de l'énergie en présence. Certaines vibrations sont décryptées par la langue à l'instar de celle du serpent qui induit la résonance d'autres zones cérébrales.

- **Par le diaphragme**

Que ce soit par la bouche ou par le nez, essayez de gonfler le ventre en laissant l'air s'infiltrer tout doucement dans les poumons puis expulsez violemment[39] : le diaphragme se contracte pour chasser l'air (expiration). Faîtes l'exercice en étant bien droit et usez de votre diaphragme comme d'un véritable soufflet. Les poumons étant en pleine capacité d'utilisation, après quelques exercices vous sentirez un léger étourdissement dû à la suroxygénation de votre cerveau.

- **L'apnée**

Bien connue des plongeurs, l'apnée reste méconnue par la grande majorité des gens. Pourtant cet outil entre dans la maîtrise de soi par le contrôle du souffle. Il existe deux sortes d'apnées : l'apnée à plein que l'on réalise après l'absorption d'air en le retenant pendant quelques secondes ; l'apnée à vide qui se fait après avoir complètement vidé ses poumons. Les rétentions sont indispensables pour l'apprentissage et l'exécution des exercices de concentration et de lâcher prise. Mal exécutés, ces derniers peuvent provoquer de violents maux de tête.

---

[39] Dans le hatha yoga, les exercices s'appellent bhastrika ou kapâlabhati

LA RESPIRATION COMPLÈTE

La respiration complète que je propose comme contrôle du souffle est dérivée du pranayama[40]

- **Pratique simple**

Cette respiration se pratique en portant une attention particulière au circuit emprunté par l'air lors des deux phases d'inspir et d'expir. Pendant une respiration ordinaire, l'air arrive dans la partie haute des poumons puis, au fur et à mesure du remplissage, il s'achemine vers la partie médiane des poumons. Par l'utilisation du diaphragme et de l'exercice du soufflet, la respiration complète développe dans un premier temps la capacité pulmonaire en déployant le réseau de bronchioles peu usité en respiration ordinaire. L'air est ainsi conduit jusqu'à la partie basse des poumons.

– Le premier exercice consiste à poser ses doigts écartés, sur son ventre et à observer leurs mouvements pendant une respiration ordinaire. Durant chaque inspir puis chaque expir, les doigts bougent à peine.

– Ensuite, il s'agit d'inspirer progressivement en remplissant les poumons jusqu'à pleine capacité – toujours dans l'inspir gonfler le ventre : on augmente ainsi de façon substantielle le volume d'air. L'exercice se fait sans difficulté et sans efforts. On constate effectivement que le remplissage se prolonge en abaissant le diaphragme, libérant en même temps un espace plus grand pour les poumons déjà pleins. Durant cette partie de l'exercice, les doigts se sont écartés à chaque inspir mais surtout lors de la phase terminale de l'inspir.

– L'expir dans un premier temps se fait en expulsant l'air vicié par la bouche en une seule fois, à la manière d'un soufflet. Faire quelques inspirs en insistant sur le positionnement du diaphragme. En reprenant l'exercice, on peut par la suite en contrôler l'expir en vidant lentement et totalement les poumons et ainsi obtenir une expiration complète. La phase terminale de l'expir se fait en pressant d'abord le ventre avec les mains puis, quand l'exercice est exécuté correctement, on le refait en rentrant le ventre simplement de sorte que l'air emmagasiné dans les bronchioles basses soit expulsé. Refaire plusieurs fois l'exercice sans se

[40] Le Pranayama est l'antique Science de la respiration qui permet d'absorber davantage de prana. Le cas échéant, celui-ci peut être mis en réserve dans nos différents centres nerveux, pour une utilisation ultérieure.

forcer, en contrôlant les différentes étapes. Les doigts se rapprochent significativement à chaque expir.
– Après l'apprentissage du soufflet pour l'inspir, on ajoute l'expir maîtrisé jusqu'au rentrer du ventre sous contrôle en remontant le diaphragme. Progressivement et sans presser le ventre, on laisse l'air entrer et sortir sans aucun effort en passant tout simplement par les différentes phases. Enfin la totalité de la respiration complète est acquise. L'étudiant exécute alors quelques respirations complètes jusqu'à réalisation du circuit respiratoire en confort.

- **Cycles de même durée**

Chaque cycle est composé de deux phases : une phase d'inspir et une phase d'expir.
– Les phases, de même longueur, seront comptées en pulsations cardiaques ou en secondes.
– Ayant assimilé les deux phases respiratoires, l'étudiant est invité à contrôler les temps d'exécution de ses propres exercices. Il commencera en comptant trois secondes ou trois pulsations cardiaques pour arriver à sa pleine capacité pulmonaire et mettra le même temps pour l'expulsion de l'air des poumons. Progressivement et sans à-coups, il portera cette durée à cinq puis à six ainsi de suite, toujours sans effort douloureux.
Il ne s'agit pas de recherche de performance mais bien d'exercices pour appréhender ses propres capacités respiratoires et en contrôler les stades d'exécution. L'augmentation progressive du temps dans les phases encourage à l'hygiène respiratoire.
Ainsi, chaque matin en ouvrant sa fenêtre, tout le monde peut respirer complètement et oxygéner convenablement son corps. L'absorption du prâna[41] contenu dans l'air est d'autant plus bénéfique qu'elle est consciente.
La recherche du confort dans la respiration complète est essentielle : quand le corps est content le cerveau a plaisir à apprendre. L'exécution de la respiration complète ne doit pas faire oublier le mécanisme réflexe de la respiration.
Aussi, nous pouvons retenir que bien qu'elle ne soit pas indispensable pour rester en vie, la respiration complète nous permet d'augmenter réellement notre qualité de vie. Ne nous privons pas de la pratiquer quotidiennement ou de façon régulière à chaque fois que nous en ressentons le besoin.

---

[41] Prâna : terme sanscrit désignant le principe vital nécessaire à tout être vivant.

LA RESPIRATION CONSCIENTE

La respiration consciente, elle aussi tirée du pranayama, développe la respiration complète en y ajoutant des temps de rétention. Pratiquée en quatre phases successives, elle donne des indications sur le recevoir, garder, donner, manquer. Ces techniques sont indiquées pour un individu en bonne santé. La sollicitation de tous les systèmes vitaux étant très poussée, il convient de s'assurer au préalable du bon fonctionnement du système cardiovasculaire, du système nerveux et du système endocrinien. Les exercices seront exécutés de façon progressive pour éviter tout traumatisme qui serait dû au choc trop brutal d'une exécution précipitée.

- **L'inspiration**

– Objectif
Dans un premier temps, par une série d'exercices, l'étudiant va découvrir dans l'inspiration, sa pleine capacité pulmonaire. Le remplissage des poumons d'air frais se fera par le nez, en comptant lentement jusqu'à la fin de la première inspiration. Chacun mémorise le nombre atteint (en secondes ou en pulsations cardiaques). Toujours sans forcer, à chaque nouvelle inspiration, la capacité pulmonaire sera augmentée en fonction de l'importance du remplissage et, ce, jusqu'à la pleine capacité. Cet exercice peut se poursuivre en dehors des séances, toujours dans le respect du corps et sans forcer.
– Technique
Pour commencer se tenir droit, le menton vers la poitrine, inspirer lentement en comptant puis, redresser progressivement la tête en continuant l'inspiration avec la participation du ventre. Quand le ventre est bien tendu, relâcher doucement. Marquer une pause et refaire l'exercice d'abord de façon mécanique plusieurs fois puis en observant les effets ressentis.
– Observation
Les sensations d'angoisse qui peuvent survenir indiquent, outre une certaine difficulté à s'accepter, des appréhensions à recevoir de l'extérieur. Dans ce cas, l'exercice sera interrompu sur le champ mais sans brutalité. Après quelques respirations ordinaires, il pourra être repris calmement. L'augmentation de la durée d'inspiration peut alors se faire sur plusieurs séances.

Une facilité d'exécution allant parfois jusqu'à l'euphorie traduit une acceptation de soi, aucune difficulté à recevoir et une capacité d'écoute en potentiel. Dans ce cas, au cours de la même séance, on peut passer directement à la rétention.

- **La rétention à plein**

– Objectif

La rétention à plein donne le volume d'air physiquement contenu dans les poumons. Cette capacité varie selon les individus et révèle, en dehors des limites physiologiques et du potentiel d'acceptation des autres (c'est-à-dire de l'extérieur en général), une compréhension analytique du monde. Moment de bilan comparatif entre le dedans et le dehors, la rétention à plein développe le discernement et l'esprit analytique. C'est durant cette phase que peuvent s'élaborer des tris d'informations.

– Technique

Une fois l'inspiration maîtrisée, conserver en comptant[42] l'air emmagasiné dans les poumons. Compter la durée de rétention sans forcer. Augmenter progressivement, sur plusieurs séances si nécessaire, la rétention jusqu'au temps de durée de l'inspiration puis relâcher doucement. Refaire l'exercice autant de fois que nécessaire, jusqu'à équivalence des temps d'inspiration et de rétention. La rétention est optimale quand elle dépasse en temps celui de l'inspiration. Dans un premier temps, ce sont des exercices très difficiles et donc qui ne peuvent être exécutées que très lentement, progressivement, et sans effort. A chaque nouvelle séance sur le souffle, veiller à refaire une progression des capacités, même si celles-ci vous paraissent déjà importantes. Commencer toujours par des capacités plus faibles et donc mieux maîtrisées.

– Observation

Les difficultés rencontrées dans cette série d'exercices sont courantes chez beaucoup d'individus et tiennent à l'inaccoutumance du corps à ce genre de pratiques. Plus fondamentalement, elles renvoient aux difficultés de conserver, trier, classer, sélectionner, ranger et organiser. Les personnes ayant une grande capacité pulmonaire mais qui se trouvent pourtant en difficulté sur cette phase sont souvent constipées. En fait, elles souhaiteraient évacuer le plus vite possible ce qu'elles refusent d'**anal**yser, y compris les aliments qu'elles viennent de consommer, bloquant par là même, dans les voies d'évacuation, des

---

[42] Par exemple à partir de ses propres pulsations cardiaques.

aliments mal digérés[43], en court-circuitant certains niveaux du mécanisme de digestion. A contrario, les personnes qui l'exécutent naturellement sans effort font preuve d'esprit de concentration, de clarté des idées. Là aussi ne pas s'attarder sur cette série quand elle est facilement intégrée.

- **L'expiration**

– Objectif

L'expulsion de l'air vicié de nos poumons se produit généralement chez la plupart des gens lors du relâchement des muscles du torse et, consécutivement, la pression naturelle exercée sur les poumons accentue leur décompression. En se vidant comme de véritables soufflets, ils contribuent automatiquement à l'accueil du nouvel air. L'expiration intervient donc quand, ayant atteint une quantité et une qualité d'air suffisantes au renouvellement de l'oxygène nécessaire, le corps se débarrasse de l'air chargé de « déchets » (CO_2) mais aussi libère les énergies subtiles de matérialisation indispensables à la réalisation des **DPR**.

– Technique

Il existe deux formes d'expiration pour les exercices sur le souffle. La première respecte les mêmes étapes et le même temps que l'inspiration. Elle se pratique de manière identique avec la même progressivité. La seconde est brutale et expulse violemment le volume d'air contenu dans les poumons. Selon les zones que l'on souhaite activer, on utilisera l'une ou l'autre de ces expirations.

– Observation

Bien que différemment selon les individus, ces exercices se font sans grande difficulté. Le relâchement logique suit tout l'effort de tension précédant. On peut y voir aussi, à un autre niveau, la propension naturelle de l'homme à donner de sa personne pour lui-même ou pour les autres, de façon intéressée ou non. L'expir s'inscrit dans le don de soi. Cette libération des forces et des tensions – suite à la pression contenue de la rétention et de façon plus directe, en respiration ordinaire, de l'inspir – prédispose le corps à toute action **DPR** de réalisation d'objectifs mobilisant les forces intérieures. C'est, en tantra yoga, le moment ultime de conversion des énergies sexuelles en énergies spirituelles – moment de la remontée directe de Kundalini par le canal Sushuma jusqu'à la libération coronarienne.

---

43 Des **DPR** peuvent être élaborées sur cette phase pour faciliter les évacuations de tout genre.

- **La rétention à vide**

– Objectif

La rétention à vide est celle des quatre phases de la respiration la plus difficile à tenir. Elle demande une totale confiance en soi. Elle s'apparente à une petite mort – l'individu étant conscient du manque d'air et de ses effets. Sur le plan physiologique, elle participe de façon plus active que les autres à l'assimilation des informations véhiculées par les liquides du corps. C'est lors de l'expir qui précède ladite rétention que l'oxygène est transporté dans tout l'organisme et avec lui les messages et les mémoires collectés. La rétention peut fixer alors le codage de manière consciente et optimale aux endroits de réception préalablement identifiés. Plus elle sera adaptée, plus les effets escomptés seront déterminants quant à la réalisation de l'objectif.

Elle développe esprit de synthèse, esprit de décision et confiance en soi.

– Technique

Comme pour les autres stades de la respiration, la rétention à vide se fera lentement et sera augmentée progressivement et sans effort. Les trois exercices suivants se feront dans l'ordre, au fur et à mesure de leur maîtrise tant physique qu'émotionnelle. Je conseille dans un premier temps aux personnes sujettes aux angoisses de pratiquer en commençant sur l'inspir. Pour les familiers de l'apnée les exercices peuvent se faire directement sur l'expir.

Inspirer, expirer en laissant dans un premier temps un peu d'air volontairement dans les poumons. Puis, sans bloquer, retenir simplement. S'aider de la bouche en laissant les lèvres entr'ouvertes et relâchées. Terminer en reprenant une respiration normale. Recommencer plusieurs fois sans retenir plus de cinq pulsations ou secondes. Si l'étudiant est néanmoins toujours angoissé, je lui demande de réduire la durée de rétention à trois secondes.

Inspirer, expirer en vidant complètement les poumons sans tension puis prendre très peu d'air par et dans la bouche et le conserver. Sans bloquer, retenir simplement. S'aider de la langue en la laissant relâchée, fixe ou mobile[44], dans la bouche. Terminer en avalant l'air contenu dans la bouche et en reprenant une respiration normale. Recommencer plusieurs fois, en cas d'angoisse, sans retenir plus de cinq pulsations ou secondes.

Inspirer, expirer plus profondément en vidant mais toujours sans tension : retenir simplement et compter. Il ne s'agit pas de défi mais d'apprentissage. Avant toute sensation de souffrance : s'arrêter – quitte à recommencer ultérieurement pour augmenter la durée de la rétention.

[44] Faire des mouvements amples mais garder la langue toujours relâchée.

– Observation
De durée très variable selon les individus, la rétention à vide est rarement la phase la plus longue du cycle respiratoire. En l'espèce, il m'est arrivé toutefois de noter, dès la première expérimentation de la respiration consciente de certains étudiants, des durées exceptionnelles tant en valeur relative à leurs trois autres phases respiratoires que relativement à celles enregistrées pour cette même phase chez d'autres étudiants.
Pour illustrer cette diversité, prenons deux exemples : A et B. Nous indiquerons la durée des quatre phases[45] entre parenthèses ; en outre, nous les schématiserons par un trapèze[46] dont chaque côté sera proportionnel à la durée observée durant chaque phase de la respiration consciente.

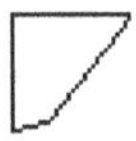

A (trapèze de Eva)

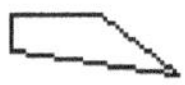

B (trapèze de Justine)

Commençons par le contre-exemple A. Déjà familiarisée aux exercices de yoga, Eva n'a eu aucune difficulté à concevoir la séance. D'emblée, elle aborde les exercices avec un très grand potentiel de capacité et de maîtrise respiratoires. A la première respiration consciente, avertie de la difficulté et de la nécessité de gérer au mieux les temps de chaque phase, elle hésite à débuter avec des temps importants mais affiche une belle régularité. Le parcours promettait d'être exemplaire !
Ses temps de phases (10/10/11/3) qui peuvent être représentés selon le trapèze A montrent une conscience de l'autre en général et une confiance sans cesse renouvelée dans les apports extérieurs quand bien même ces deniers pourraient décevoir. Par contre une sous-estimation de soi et une non confiance en soi caractérisent un tel profil.
Bien que s'efforçant manifestement de conserver la régularité des phases, Eva expérimente toutefois une difficulté sur la phase de rétention à vide qu'elle trouve décevante par rapport aux autres phases toutes équilibrées. Elle en conclut donc qu'il lui faudra travailler la respiration consciente et

[45] Ces phases sont relatives à l'inspiration, à la rétention à plein, à l'expiration, à la rétention à vide. Elles sont exprimées en secondes.
[46] Notre convention du trapèze sera la suivante :
- le côté gauche représentera l'inspir
- le côté haut, la rétention à plein
- le côté droit, l'expir
- le côté bas, la rétention à vide.

particulièrement la phase de rétention à vide. Je la rassure : la respiration à vide est la phase généralement la moins usitée ; son inaccoutumance est donc normale. Elle en déduit immédiatement que la très faible durée observée chez elle (de l'ordre de 3 secondes) devrait se retrouver à l'identique chez la plupart des individus. Là non plus il n'y a pas de règle générale : certaines personnes ont spontanément des temps complètement à l'opposé des siens.

Avec des temps de phases (3/8/8/15) très irréguliers, le trapèze B de Justine témoigne d'une personnalité méfiante et presque suspicieuse relativement aux apports de l'autre, avec une très grande aptitude à analyser, doublée d'une grande vocation personnelle à tenter de résoudre les difficultés rencontrées par ce même autre. Justine est indiscutablement quelqu'un qui donne de sa personne. De plus, l'invulnérabilité qu'elle croit tirer de sa méfiance naturelle envers les autres (temps d'inspir = 3") ressort à mon avis plus d'une totale confiance en soi et d'une bonne estime de soi (temps de rétention à vide = 15"). Ce second exemple montre, dans l'absolu et le relatif, un temps de rétention à vide particulièrement long. Les conclusions sont donc totalement différentes : le travail personnel à faire s'appuiera de préférence sur un échange plus équilibré entre l'autre et soi. Une confiance accrue dans l'autre pourra être acquise en développant simplement le discernement.

Personnellement, la découverte et la maîtrise de cette rétention m'ont permis de développer mon intuition. C'est, je suppose, en augmentant mon discernement lors des phases de rétention à plein et ma confiance en soi avec les exercices de rétention à vide que la communication avec moi-même a été effective. Dans ces moments de « survie » et de « sur vie », mon corps confiant préparait ses canaux de perception aux investigations extérieures riches d'informations. Parallèlement, je méditais : ma conscience – faiblement ponctuée des autres phases de la respiration – débarrassée de ses peurs, seule en dialogue avec mon guide, s'épanouissait.

C'est dans le Rien (le vide) que Tout peut se manifester

Séance n° 2 – La respiration : révélation onirique de la relation gémellaire (20/03/05)

A partir de maintenant la méditation d'entrée de séance se fera en posture zazen. Sauf difficulté particulière (douleur posturale, frein mental ou éducatif) cette posture

demeure l'une des meilleures pour le basculement du bassin, l'étirement de la colonne et l'ancrage à la terre, ainsi que pour le ressenti des débutants en méditation. L'ajout de la posture préparatoire à « Chiné » permet, dans un premier temps, une correction accentuée de l'étirement de la colonne.
Deux postures de respiration constituent la séance. Il s'agit d'une part de la respiration complète et d'autre part de la respiration consciente.
La première développe la capacité pulmonaire en déployant le réseau de bronchioles peu usité en respiration ordinaire.
La seconde permet la maîtrise respiratoire. Une fois l'inspir et l'expir contrôlés, on introduit les rétentions à plein et à vide. On peut alors aisément augmenter progressivement la durée de chacune des quatre phases de la respiration.

Observations
Pas de difficulté pour l'exécution des différentes postures. Persistance de l'impatience des plus jeunes surtout de Justine qui est particulièrement douée. Rappel par la mère des étapes qui manquent dans le déroulement de la mise en place de la posture. Les séances s'enchaînant, je ne reviens donc pas sur les acquisitions antérieures. Durant tout le débat les adolescentes seront étendues sur la moquette. Rappel à l'ordre de la mère quand elles parlent entre elles. « Ça ne nous empêche pas d'écouter » dira Justine. Elles tiendront à raconter leur rêve malgré le débordement de l'horaire mais oublieront la méditation finale (d'où un rappel à l'ordre).

Débat première partie
Justine commence le débat. Pour elle, la phase d'inspir est la plus agréable. Elle pouvait aller plus loin, précise-t-elle. Idem pour la seconde phase. Justine augmente chaque fois ses temps, naturellement, bien avant que je ne le demande.
Julie préfère la phase finale : « je peux rester très longtemps », ajoute-t-elle.
Carole est plus à l'aise dans l'expir.
J'explique le but de l'exercice qui est de se positionner par rapport à son potentiel de départ et de connaître les limites ou les axes prioritaires qu'on voudrait développer, sachant qu'une bonne respiration ne correspond pas forcément à un équilibre parfait de ces quatre phases. Chacun appréciera à sa juste mesure.
L'interprétation des quatre phases sera abordée dans l'ordre suivant : les phases d'inspir et d'expir (i.e. les échanges intérieur/extérieur) ; les rétentions (i.e. les organisations intérieures).
– L'inspir **reçoit,** de façon privilégiée, les informations olfactives lourdes et subtiles, les ressentis émotionnels et les énergies extérieures nécessaires et vitales (oxygène et prâna). Il indique la capacité à accepter le monde extérieur. En excès par rapport aux trois autres phases, il peut correspondre à une trop grande confiance en l'autre et à une forme de naïveté. Très faible, il exprime de la méfiance et même de la suspicion vis-à-vis des autres.
Equilibré avec les rétentions, l'inspir informe sur une **bonne capacité à se gérer** par rapport aux autres lors d'une **appréhension globale** de l'autre en général.
– L'expir dans deux mouvements simultanés permet donc naturellement le **rejet extérieur par le nez** des déchets en gaz carbonique et en énergies prâniques excessives ou appauvries des inspirs antérieurs. D'autre part, de l'inspir qui précède immédiatement, l'expir permet le **transport intérieur** des informations, de l'oxygène et du prâna dans le reste du corps. L'expir nous confère la propension à se donner aux autres. En excès, il traduit l'oubli de soi ou la timidité.

Durant l'expir, une bonne **conscience de soi** et une **écoute de soi** se développent, si sa durée est sensiblement identique à celle de la rétention.
– la rétention à plein qui suit l'inspir est véritablement le moment de **tri des informations**. Le cerveau, par analogie mentale et émotionnelle, répartit les quanta informatifs dans les mémoires pour **analyse, exécution ou stockage,** selon leur nature ou celle des émotions associées (catalyseurs). Il répartit les quanta prâniques sur support d'oxygène vers les zones corporelles en demande de vitalité ou sollicitées physiquement. L'effet recherché peut être quasi immédiat. Pas d'excès. A l'inverse, une difficulté excessive de rétention à plein peut indiquer un état de constipation aigu, surtout pour les personnes ayant une grande capacité volumétrique des poumons. De fait, ces personnes souhaiteraient évacuer le plus vite possible ce qu'elles refusent d'**anal**yser y compris les aliments qu'elles viennent de consommer. La prépondérance excessive de la rétention à plein peut-être caractéristique des personnes trop ordonnées voire maniaques qui trouvent des causes et des raisons en cascade à toute chose.
Une aisance naturelle de la rétention à plein informe sur un bon **esprit d'analyse** et une **compréhension analytique** de l'autre.
– La rétention à vide est celle des quatre phases de la respiration la plus difficile à tenir mais aussi la plus fondamentale en méthode **DPR**. Elle demande une totale confiance en soi (développée de façon progressive en **DPR**). Elle s'apparente à une petite mort – l'individu étant conscient du manque d'air et de ses effets. La rétention à vide est aussi un sas de comportement cérébral et prânique qui fonctionne sur deux niveaux à la fois. Le **tri est opéré a priori**, en programmation des attentes et intentions. Les meilleures projections mentales se font sur cette phase préparatoire, surtout pour les projections appelant les énergies extérieures (yin ou lunaires) de réalisation intérieure. Sur le plan physiologique, la rétention à vide participe de façon plus active que les autres à l'**assimilation** (et non plus à la répartition ou au transport) des informations triées et véhiculées par les liquides du corps. C'est lors de l'expir qui la précède que l'oxygène est transporté dans tout l'organisme avec les messages et les mémoires collectés lors de l'inspir puis triés pendant la première rétention. La rétention à vide peut **fixer** alors le codage de manière consciente et optimale aux endroits de réception préalablement identifiés. Plus elle sera adaptée, plus les effets escomptés seront déterminants.
La rétention à vide développe **l'esprit de synthèse, de décision, la confiance en soi.** Généralement les gens qui la maîtrisent naturellement, indépendamment du pourquoi, n'ont pas peur de la mort.

Les rétentions, bien que pratiquement non ressenties en respiration ordinaire, existent bel et bien. Elles fonctionnent en harmonie avec les autres phases respiratoires.

Lors du descriptif de l'inspir, aucun commentaire n'est fait si ce n'est celui de Julie : « c'est tout à fait Justine ». Apprenons donc à respirer selon nos besoins **DPR**.

Débat seconde partie
Partie devenue déjà indispensable pour la troupe. Ce sont surtout les rêves qui intéressent aujourd'hui tout le monde.
Justine raconte le sien avec l'impatience d'en connaître l'interprétation. Tout le monde y est : sa sœur, sa mère et son beau-père... et c'est un cauchemar ! Curieusement aucune angoisse ne semble percer de ses propos : c'est un cauchemar parce que ça ressemble à un cauchemar… Elle est en voiture et traverse apparemment un champ de bataille où la guerre fait rage. Les gens tirent de tous les côtés et sont fortement armés. Le spectacle

semble désolant et horrible à voir car tout le monde se tire dessus. Seulement, les émissions échangées sont comme de grandes quantités d'eau, des gerbes d'eau et elle redoute brusquement d'être immergée totalement ainsi que tout ce qu'il y a autour. Je lui rappelle alors qu'elle travaille sur ses énergies et que celles-ci bougent et traversent son corps dans tous les sens. L'effet cauchemardesque est donné par ses propres émotions face à ce véritable champ de bataille intérieur. Ses émotions canalisent mais aussi déforment l'information que lui envoie son corps. L'inconnu pour elle est un terrain d'investigations où il lui faudra s'armer et affronter les forces adverses y compris, s'il y a lieu, à l'intérieur d'elle-même, ses propres énergies. Ce rêve lui indique, selon moi, le travail qu'elle devra effectuer sur son discernement.
Le rêve de Julie, fait la semaine d'avant, comporte plusieurs informations. « C'était un véritable cauchemar » dit-elle angoissée. « Je suis couchée au premier niveau de mon lit superposé. Je vois ma sœur sur le lit d'en haut ». Elle explique que cette chambre lui rappelle celle que toutes deux occupaient durant leur petite enfance. Je voulais la rejoindre mais, une fois à ce niveau, ma sœur n'était plus là ». Elle panique. « Il fait noir » dit-elle à plusieurs reprises. « En insistant beaucoup, j'appelle ma sœur, qui ne me répond pas. Je me sens perdue. J'appelle aussi ma mère mais, comme tout le monde, elle ne semble pas m'entendre. Je n'arrive pas à ouvrir les yeux : il fait noir même quand mes yeux semblent ouverts car j'essaie plus d'une fois d'allumer. Visiblement l'interrupteur ne marche pas, même après plusieurs essais ». Elle joint le geste à la parole, puis explique longuement qu'elle se calme et, sans d'autres alternatives, décide de se rendormir. Elle y arrive toutefois, d'abord consciente de dormir dans son « rêve », puis s'endort effectivement.
Cette sortie astrale, ou décorporation, mal comprise, révèle qu'un travail sur ses énergies a commencé. Les cauchemars sont des voyages oniriques perçus par les zooms déformants que sont nos émotions. La peur étant la plus efficace dans la création de cauchemars.
« Je suis là, aies confiance en toi ; trouve ton chemin puis aies confiance en moi, alors je t'aiderai » : tel pourrait être le message de sa sœur jumelle.
Toutes deux tiennent à relater des événements de leur petite enfance (vers l'âge de 7 ou 8 ans)
Carole n'a pas de rêve à nous raconter pour l'instant. Une belle sérénité se dégage d'elle.

La sortie de la séance

La sortie sera rapide car le temps imparti est dépassé. J'insiste sur la respiration consciente telle que nous venons de la pratiquer et j'attends l'entrée en méditation. Après quelques respirations conscientes, pour gagner du temps, j'aide en récapitulant à haute voix la totalité de la séance. Une sortie bien menée offre toutes les garanties de mémorisation nécessaires. Cette méditation, avec support de respiration intégrée, donne, en principe par l'expérimentation, sa propre capacité d'enregistrement et permet donc de vérifier a posteriori l'efficacité du procédé.

APPRENTISSAGE DE LA RELAXATION YOGUIQUE

Maintenant que la posture et la respiration sont acquises, nous abordons la dernière séance de la méditation sur le souffle. Dans la pratique, la méditation de prise de contact est généralement immédiate à ce stade du travail sur soi. En effet, les trois séries de trois respirations conscientes, apprises lors de la séance précédente, vont faciliter considérablement la relaxation tout en permettant de se centrer sur soi. Dorénavant, ces exercices de souffle seront systématiquement effectués en début de séance ainsi qu'en préparation d'exercices spécifiques.
Avant de commencer la toute première relaxation, l'accompagnateur en précise le protocole ainsi que le mode de formulation retenu, le positionnement du corps et des membres, le sens de la progression et, enfin, il rappelle les techniques de respiration complète que l'étudiant utilisera dans un premier temps.

L'IMPORTANCE DU LANGAGE UTILISÉ.

Les mots choisis sont simples et précis. Les phrases prononcées par l'accompagnateur dans un premier temps seront des phrases courtes simples et identiques à quelques exceptions près. Il les formulera toutes à la première personne du singulier pour inviter l'étudiant à conduire par lui–même ensuite sa relaxation sans aucune aide. Il évitera ainsi de suggérer verbalement une ascendance sur l'étudiant durant la séance, voire après. Je préfère prévenir, expliquer, donner un exemple de ma formulation, avant de commencer et je m'y tiens pour toutes les relaxations ultérieures. J'annonce aussi les parties précises qui seront relâchées et celles dont les tensions excessives seront relaxées.

LE POSITIONNEMENT DU CORPS

Jusqu'à maintenant les exercices proposés se faisaient assis. La relaxation yogique se pratique généralement couché, tout le corps le long du même axe. L'étudiant va dans un premier temps suivre les indications de l'accompagnateur.
Allongé confortablement sur le dos, les jambes allongées, écartées de largeur de bassin, les pieds relâchés subissant leur propre poids, l'étudiant placera ses bras relâchés le long du corps, sans contact avec le buste et les hanches. Les mains seront ouvertes, paumes tournées vers le haut. Dans la mesure du possible, il effacera la cambrure des lombaires sans faire subir de violence à sa colonne vertébrale. La tête dans le

prolongement du corps va être légèrement inclinée de telle sorte qu'il voie ses pieds ; son menton sera dirigé vers le sternum, sans être affaissé dessus afin d'éviter toute occlusion de la trachée et de permettre une bonne respiration. Quand il aura vérifié la posture correcte de l'étudiant, l'accompagnateur invitera l'étudiant à se relaxer, yeux fermés, et en fera de même, en position assise ou allongée.

SENS ET DÉROULEMENT DE LA RELAXATION

La relaxation commence par les extrémités du pied droit (d'abord le gros orteil droit puis les quatre autres orteils ensemble), permettant ainsi à la conscience de quitter ponctuellement et immédiatement le mental et de ne conserver que l'écoute[47], pour ceux[48] qui l'acceptent en conscience. En effet, le mental s'effaçant progressivement, permet au corps de s'abandonner à l'expérience sans interprétation, sans réflexion corrélative ou simultanée et de se déplacer plus librement dans tout le reste du corps. Chaque partie du corps sera conscientisée, relâchée, détendue, relaxée, sans tensions, puis consciemment délaissée pour passer à une autre partie. On retiendra comme protocole de commencer par la droite[49] pour les membres et les éléments pairs du corps, avant de passer à la zone suivante. Ainsi, l'approche du bassin ne sera abordée que lorsque la relaxation totale des deux jambes sera obtenue.

RÉALISATION DE L'ÉTAT DE RELAXATION

- **Concentration**

Une invitation à se concentrer est formulée de manière à laisser l'étudiant conscient et éveillé jusqu'au bout de la relaxation (certains ne résistent pas à l'envie de s'endormir mais ne font heureusement que de micro sommeils). La majorité décrit un état proche de l'endormissement tout

---

[47] Afin de pouvoir entendre les indications de l'accompagnateur.

[48] Les plus confiants.

[49] Le fait de commencer par le côté droit du corps (régi par le cerveau gauche) permet, selon moi, un lâcher prise d'une rare efficacité. Siège, chez la majorité des individus, du raisonnement ordonné, de la pensée logique, de l'analyse, …, le cerveau gauche aura tendance à suivre confortablement la relaxation proposée à cette partie du corps. La partie droite du cerveau est le siège de la créativité, de l'imagination, de l'intuition, de la production d'images mentales, des émotions. Elle régit le côté gauche du corps, gardé en tension plus longtemps, lequel sera sollicité en conscience de façon privilégiée. J'alterne néanmoins les zones à relaxer pour éviter le déséquilibre trop violent qui pourrait résulter d'une relaxation bilatérale conduite sur un hémicorps complet avant de l'être sur l'autre.

en demeurant conscients de tout ce qui se passe autour d'eux et en entendant l'accompagnateur pendant toute la relaxation (ils tiennent souvent à le lui faire partager par la suite). Ils gardent la possibilité d'arrêter la guidance – s'ils le souhaitent. Parfois, un téléphone sonne sans perturber aucunement la relaxation.

- **Mémorisation du protocole**

En ce qui me concerne, je répète la même phrase en changeant seulement la partie abordée. Ainsi, là encore, l'étudiant enregistre le protocole de façon simple et sans aucun effort pour mémoriser des variations aléatoires.

– généralité

Les mots que j'utilise sont : « je pense à …, je relâche …, je ne pense plus à … » auxquels il faut rajouter « … s'enfonce dans le sol » juste après « je pense à … » pour les parties en contact avec le sol.

– cas particuliers importants

D'autres parties demandent une attention spécifique pour préserver leur autonomie fonctionnelle. Pour tous les organes suivants : le cœur, les poumons, l'estomac, la rate, le foie, le cerveau, les yeux ; la totalité du système osseux, des tendons et des ligaments (les os, étant des structures très denses mobilisant des forces de cohésion très fortes); et les glandes endocrines, il s'agit de **relaxer les tensions excessives** uniquement et non de les relâcher indistinctement en totalité.

– précautions pratiques

Pour ma part, j'évite dans un premier temps de pousser la relaxation au-delà des muscles et des articulations. Les muscles seront relâchés, les articulations et les grandes zones internes ou les systèmes sensibles (yeux, glandes) progressivement, verront leurs tensions excessives relaxées. En effet, en considérant simplement de grandes zones internes, j'écarte ainsi les points qui doivent conserver la totalité de leurs fonctions tout en en optimisant leur potentiel. Par exemple, je porte alors l'attention sur le ventre dont on peut relaxer les tensions excessives : « je pense à (ou je porte mon attention sur) l'abdomen (ou au ventre), les abdominaux se relâchent, le diaphragme se relâche, toutes les tensions excessives de l'intérieur de l'abdomen (ou du ventre) se relaxent, tout l'abdomen (ou le ventre) est détendu ; je n'y pense plus et je passe au buste. Je pense au (ou je porte mon attention sur le) buste » …

Finir par la tête permet de conserver l'écoute consciente jusqu'au bout de la relaxation.

L'IMPORTANCE DE LA RESPIRATION

- **Une respiration calme et régulière**.

La respiration de départ est ordinaire, c'est-à-dire calme, régulière et sans apnée. L'étudiant respire à son rythme et progressivement écoute ses pulsations cardiaques.

- **Une respiration complète avec murchas**[50]

Dans la respiration complète l'étudiant veillera à prendre conscience de ses murchas Ces rétentions (ou points de retournement) ordinairement courtes se situent entre l'inspir et l'expir. La respiration complète est totale quand elle est exécutée en toute plénitude, sans tensions ni efforts. D'où l'importance d'un sérieux entraînement préliminaire.

- **Conscientisation et relaxation de chaque partie du corps.**

Familiarisé à la relaxation, l'étudiant part des orteils de chaque pied et remonte progressivement vers toutes les parties du corps en les passant en revue verbalement ou mentalement, jusqu'à la tête. Celle-ci demande une attention particulière. Toutes ses zones – y compris les zones internes de la bouche, du nez et des oreilles, de même que la périphérie des yeux – seront parcourues chacune mentalement avec précision[51] dans l'inspir et relaxées dans l'expir.
Certaines zones délicates seront évitées ou relaxées avec beaucoup de réserves. Il s'agit du cœur, du cerveau, du foie, des poumons, des os, des zones des glandes endocrines. Toutes les tensions excessives de ces zones conscientisées dans l'inspir pourront être relâchées lors de l'expir.

- **Une respiration consciente avec murchas de plus en plus longues**

L'étudiant commencera sa respiration consciente par de courtes rétentions. Peu à peu, il augmentera le temps de ses murchas[52] pour parvenir en douceur à la respiration consciente selon les principes exposés et exécutés précédemment. En dehors des exercices spécifiques d'accentuation de ses effets, comme la respiration complète, la respiration consciente est totale quand elle est exécutée en toute plénitude, sans tensions ni efforts.

---

[50] Rétentions.
[51] Au besoin, revoir quelques notions d'anatomie pour éviter toute confusion.
[52] Rétentions.

- **Canal d'évacuation / Canal de redistribution**

A part la dernière séance sur le souffle, toutes les dernières séances de méditation se termineront par une relaxation assise, dirigée par l'étudiant lui-même.

Par l'inspiration, on prend alors conscience de tout le (ou partie du) corps sélectionné, puis dans la rétention à plein l'on peut prendre la pleine mesure de tous les éléments favorables et défavorables ; dans l'expir, il est possible (via le « canal d'évacuation ») d'évacuer les tensions physiques excessives, les émotions ou pensées indésirables en même temps que les déchets du corps (associés à l'expulsion du CO_2) mais surtout (via le « canal de redistribution ») de redistribuer partout dans le corps les éléments favorables et bénéfiques ; la rétention à vide aura pour fonction de les fixer. Rechercher le juste milieu.

Pour que le son soit le plus beau, la corde se doit de ne pas être trop tendue : l'art de l'effort sans effort.

Séance n° 3 – La relaxation : une séance, trois ressentis (27/03/05)

D'entrée, lors de la prise de zazen, je rappelle deux points non négligeables : l'ajout du **positionnement des bras et des poignets** qui permet, dans un premier temps, une correction accentuée de l'étirement de la colonne vertébrale des deux adolescentes ; ainsi que, pour activer la conscience de soi individuel, le fait d'imaginer simplement **une bulle autour de soi**.

La posture et la respiration acquises, la méditation de prise de contact est immédiate. Tout en permettant de se centrer sur soi, les trois séries de trois respirations conscientes vont faciliter considérablement la relaxation.

Cette séance boucle la méditation sur le souffle et en ce sens donne une première unité à la démarche de conscience de soi. Celle-ci va commencer à se déplacer hors de notre enveloppe physique après en avoir fait le tour.

Dans ce premier lâcher prise du corps, une donnée fondamentale me semble incontournable : l'écoute de soi.

L'exercice du jour étant l'apprentissage de la relaxation, avant de commencer je précise le protocole de la relaxation avec le mode de formulation retenu, le positionnement du corps et des membres, ainsi que le sens de sa progression. Je leur demande alors de s'étendre à même le sol sur le tapis prévu à cet effet. Durant toute leur relaxation, je demeure assise en zazen et pratique la mienne en même temps.

Installées en position couchée sur le dos, Carole, Julie et Justine m'écoutent durant toute la relaxation et suivent mes instructions. Celles-ci sont formulées à la première personne du singulier pour permettre un meilleur enregistrement des étapes

Observations

Aucune difficulté n'est à déplorer sur la mise en place et la réalisation de la méditation. Les trois personnes ont suivi en conscience la quasi-totalité de la relaxation. En effet, Julie n'a pas été trop perturbée par ses micros sommeils. La sortie s'est faite sans hâte, mais le débat qui suit est attendu pour comparer les expériences. Julie a tenu à ce que ce soit sa mère qui commence la première à parler de ses ressentis, comme pour remettre ses propres idées en place, ou pour faire tourner le tour d'intervention. En effet jusque-là, c'étaient les filles qui commençaient.

Première partie du débat

Carole raconte un fait observé. Quand j'ai demandé d'imaginer qu'on quittait son corps pour rejoindre le soleil en traversant le plafond et le toit de la maison, elle se trouvait « déjà dans le soleil » me dit-elle. Dès le passage au milieu du corps (elle m'indique sur elle-même la zone du plexus solaire) cette impression d'être baignée sinon dans le soleil, du moins dans la couleur jaune soleil, l'avait envahie. S'y sentant bien, elle continua de suivre la relaxation sans pour autant quitter cette énergie. Alors, une fois que la guidance en était arrivée là, elle n'avait pas hésité et n'avait pas recommencé cette partie de la relaxation pour s'y conformer. Elle était simplement restée où elle en était, un peu surprise toutefois de la « coïncidence ». Le ressenti de la chaleur des énergies solaires lui plaisait : « doux chaud, sans être brûlant, et coloré en jaune ». Quelques légères réticences à revenir, et la satisfaction d'une belle expérience. En outre : « j'ai peut-être ronflé un très petit moment ; non, j'en suis sûre. **Je me suis entendue** ». Ainsi clôtura-t-elle ses propos.

Julie accepte alors de raconter à son tour sa relaxation : « J'ai l'impression d'avoir dormi pendant un jour entier. J'étais fatiguée en arrivant ce matin et maintenant je me sens en pleine forme. Pourtant, chose curieuse, je ne dormais pas puisque j'entendais tout ce que tu disais et même tous les bruits autour. C'est comme si j'étais là et pas là en même temps».

Le récit de Justine est surprenant à plus d'un titre. Sur mes recommandations de quitter son corps, Justine se retrouve dans le noir à chercher le soleil qu'elle ne voit pas dans un premier temps. En insistant, elle perçoit alors un point lumineux qui semble clignoter. Le point grossit, puis ne clignote plus. Elle voit cette grosse boule jaune et sait que c'est le soleil. Son expérience témoigne d'une facilité à sortir de son corps à la demande, ainsi que d'une aptitude à partir très loin, et à se mouvoir à la demande, hors du corps. La facilité avec laquelle Justine évolue en conscience donne à penser qu'elle n'en est pas à sa première expérience et même qu'elle y est habituée.

Trois relaxations, trois vécus. Leurs récits parlent d'eux-mêmes.

Deuxième partie du débat

Cette partie sera escamotée par ces étudiantes hors pair. Toutes les trois sont encore longuement dans leur ressenti et n'ont aucunement envie d'aborder autre chose pour l'instant.

Justine me demande au bout d'un moment d'interpréter un rêve fait pendant la semaine. Elle survole un ensemble de constructions basses organisées autour d'un avion. Puis, installé dans l'avion, le personnel explique à ceux qui semblent être des stagiaires les consignes de sécurité et de vol. Cela ressemble à une école de personnel navigant (pilote et encadrement passagers). Je lui demande si elle aimerait exercer aussi ce genre de profession. Elle m'oppose un refus vif, trop vif… puis confirme qu'elle aimerait voyager. Je lui conseille alors de se rendre au lycée Providence[53] pour comparer simplement son rêve à la réalité. En effet dans ce lycée qui est à proximité de l'aéroport, les bâtiments de cours (des constructions basses, agencées autour d'un avion désaffecté)

---

[53] Il s'agit d'un établissement d'enseignement secondaire public de Guadeloupe.

abritent notamment une école de pilotage. Je les informe du thème de la prochaine séance : la méditation sur le son extérieur.

Sortie de la séance
Nous nous réinstallons en posture de méditation et après la récapitulation (incluant donc la relaxation assise) plus longue que celle des autres fois, nous nous séparons.

DEUXIEME PARTIE : DE L'INTROSPECTION A L'AUTOVALORISATION

- Perception extérieure différenciée
- Découvrir le son intérieur
- Choix personnel de l'objet/qualité du regard
- Communiquer avec l'objet
- Création du laboratoire

MEDITATION SUR LE SON

–VERS L'ECOUTE DE SOI–

Bien que se déroulant sur deux séances, la méditation sur le son peut être renforcée si certaines personnes éprouvent des difficultés de concentration ou demandent un travail spécifique sur le son. J'en donne donc, dès maintenant, les éléments d'approfondissement. Suite à cette méditation, j'ai pu observer une amélioration très nette de l'expression de leur potentiel d'émission et de réception. La clarté de leurs propos augmentait tant en phonie qu'en diction et conceptualisation préalable de leur pensée. De leur côté, ces mêmes personnes et leur entourage ont effectivement perçu un changement significatif de leur registre vocal. « Quand je me suis mise à chanter, mon mari m'a regardée. Il était surpris et comme moi il découvrait la pureté de ma voix ». Je précisai à cette nouvelle étudiante que ce travail sur l'émission de son différait de celui d'une approche classique menée dans le cadre d'un cours de chant et qu'on pouvait les considérer comme complémentaires. La série d'exercices (**S4**) qui suit sera répartie en deux groupes. Le premier porte sur l'écoute des sons extérieurs. Pour s'accoutumer plus intimement au va-et-vient de conscience, le passage par le son est très approprié. En effet, l'étudiant va s'exercer à effectuer une série d'allers-retours entre les sons perçus de plus en plus loin et lui-même, invitant sa conscience à se déplacer comme lors de la relaxation apprise précédemment. Cette liberté ressentie encourage l'individu à porter son attention sur ses préoccupations tout en lui permettant de s'en détacher le moment opportun. Ce contrôle de l'attention augure de la maîtrise efficace de la pensée nécessaire à l'acte de projection ultérieur. La seconde série de va-et-vient entre les sons produits par notre propre corps, nous initie – comme durant la relaxation – au voyage à l'intérieur de notre corps. Par une succession de penser-relâcher-passer au suivant, la conscience apprend à se promener sous la conduite de notre seule volonté. Ainsi se développe la conscience de la possibilité de modifier et de canaliser les vibrations perçues en soi, qu'elles soient physiques, mentales ou émotionnelles. Un exercice particulier de mise en relation des différents sons perçus intérieurement et extérieurement est proposé quand l'étudiant est à l'aise dans l'exécution des différentes séries précédentes sinon il est proposé lors de la seconde séance sur le son. Lors de la rencontre du son intérieur et du son extérieur, l'étudiant va réunir des sons sélectionnés. Il s'agit dans l'inspir d'attraper le son en allant à sa rencontre, de le laisser pénétrer en soi dans la rétention ; puis dans l'expir, alors qu'il se diffuse, s'en détacher complètement ; dans la rétention à vide, partir à nouveau vers le même son. On aboutit ainsi à la conjugaison des énergies extérieures repérées et sélectionnées avec nos propres énergies. En abordant la seconde partie de la méditation sur le son (**S5**), l'étudiant devient créateur de son et part à la recherche de ses propres vibrations sonores. Plusieurs séries d'émissions sonores lui font découvrir l'étendue de sa propre gamme de vibrations en énergie de sons y compris celles de son silence intérieur.

Tous ces exercices ne demandent pas de silence particulier. Au contraire un environnement phonique varié va solliciter plus de concentration et le résultat n'en sera que plus efficace. Un Rimpotché se promenant dans une usine très bruyante, fut apostrophé par un ouvrier qui lui faisait remarquer la difficulté de méditer en un tel endroit. Le Rimpotché ferma les yeux un instant puis les ouvrant, répondit : « je n'entends que de la musique ». Les sons produits par les machines avaient pris une toute autre réalité. Ils avaient été tout simplement acceptés et intégrés à la vibration interne de ce saint homme. Créons donc nos propres conditions favorables à partir de ce qui nous entoure et n'aspirons pas à les chercher que sur les pics enneigés de l'Himalaya !

➢ *Le chant du monde*

PERCEPTION EXTERIEURE DIFFERENCIEE

OBTENIR UNE PARFAITE ÉCOUTE

Peu de gens écoutent leur environnement sonore. Bien que conscient des sons produits autour d'eux, ils ne prêtent que très peu d'attention à la nature de ces sons. Ceux-ci seront analysés en fonction de leur agressivité ou de l'intérêt qu'ils suscitent (musiques, cris, bruits agréables ou non, paroles, signaux sonores...) et de la distance qui les sépare de l'oreille.

- **Prise de conscience de son environnement sonore**

En posture correcte, l'écoute sera stimulée en portant une attention accrue aux moindres sons. D'abord en essayant de percevoir la totalité des sons arrivant à l'oreille puis en les catégorisant un par un en fonction de leur agressivité. Un autre critère de choix peut être utilisé mais ne fera pas ressortir les seuils de tolérance de la même manière. En effet, un bruit peut être très fort sans occasionner de stress. A contrario, chez ces mêmes individus, la perception de certains sons alors qu'ils sont à peine audibles peut entraîner une série de réactions en chaîne qui aboutira à un choc plus grave que le simple contact physique sur les membranes internes de l'oreille. Il s'agit pour nous de détecter notre propre tolérance à toute perception auditive. Elle se fait en incluant la tonalité du son, son volume, son agressivité, son caractère répétitif, son message, son sens ou sa signification et surtout l'évocation d'émotions antérieures ou la provocation de nouvelles émotions.
Ce genre d'analyse des sons, prépare tout naturellement à celle des mots. J'insiste sur le fait que, bien qu'il puisse induire des lésions graves, le volume sonore ne sera pas en cause dans notre exposé. Inutile donc de crier pour mesurer les effets des émissions ou des perceptions des sons. Il s'agit davantage d'appréhender les ressentis produits par les sons que par le volume sonore. Seule l'émotion est recueillie. C'est elle qui nous intéresse ici et qui, à terme, sera utilisée.

- **Se détacher progressivement des perturbations phoniques**

Toujours dans la même posture, sélectionner un son, l'isoler en se concentrant uniquement sur lui, activer une respiration consciente si c'est un son perturbant qui est détecté et revenir progressivement à une respiration normale en le laissant s'effacer de notre conscience. Passer en revue la totalité des sons les plus agressifs en activant à chaque fois la respiration consciente et changer de son une fois le stress évacué. Laisser les autres sons passer sans les retenir.

- **Opérer des va-et-vient entre les sons entendus**

La diminution du stress apparaît lorsque tous les sons entendus sont interchangeables. Pour cela, aller d'un son agréable à un son qui l'est moins et ainsi de suite. Les sons auront été préalablement sélectionnés. Il arrive parfois l'agréable surprise de percevoir un son nouveau qui, bien qu'il soit a priori agressif, est géré de manière très neutre.
Alors que nous avions commencé notre séance sur le son depuis un moment, un accompagnement musical à la batterie se fit entendre. Nous entrâmes dans ce nouveau son qui nous était imposé et bien qu'il fut très fort (il venait de la salle voisine de la nôtre) il ne perturba point notre travail. Bien au contraire, il nous offrait une application des plus directes. Entrer dans ce son, c'était permettre à notre corps de vibrer à son rythme. Nous voyons ainsi que l'implication constructive porte sur la vibration, plus près de l'émotionnel, non sur le volume ni sur un autre critère plus apparent. L'acceptation du son sera alors fonction des émotions emmagasinées, mémorisées et résurgentes.
Pour une amie, les pétarades festives de fin d'années étaient terrorisantes – lui évoquant les caves de réfugiés qu'elle avait connues pendant la guerre. Elle était triste cependant de priver ses petits-enfants des pétarades qui leur plaisaient tant. Cette amie était par ailleurs, et cela se comprend, claustrophobe. Une conscientisation vibratoire de ces sons lui permettrait sans doute de gérer les émotions résurgentes et pourrait la libérer de cette angoisse. Encore une fois, il ne s'agit pas que de développer une gestion des émotions ramenées à la conscience par les sons mais bien d'être conscient de cette aptitude du son à catalyser des émotions (latentes ou en cours d'extériorisation) afin d'en maîtriser les effets pour une utilisation ultérieure.
Il en va des sons comme des mots générateurs de souffrance. Découvrons les émotions qui y sont associées ; distancions-les ou isolons-les de leur histoire et apprenons, à terme, à nous enrichir des nouvelles émotions que les vibrations de ces mêmes sons et mots pourront nous apporter.

CONCENTRATION SUR UN CHOIX PHONIQUE

- **Sélectionner un son dans son environnement**

Le choix du son est totalement personnel. Tel le son du diapason, l'entendre et le mémoriser. Si c'est un son produit par soi-même avec un objet, il peut être répété autant de fois que nécessaire à sa mémorisation. Si c'est un son indépendant de soi, venant de l'environnement, faire un effort de mémorisation en le répétant mentalement plusieurs fois.

- **Le décrire avec précision**

Les caractéristiques du son entendu dépendent de l'écoute qu'on en a eue. Chaque individu a sa propre perception des sons et y mêle son propre émotionnel. Outre les critères généraux de volume, tonalité, amplitude, intensité, propagation... on peut y ajouter sa complexité, son environnement sonore proche, sa coloration intuitive et le ressenti physiologique qu'il génère.

- **Augmenter la perception de ce son**

Pour accroître le ressenti du son sélectionné, il est nécessaire de le connaître et donc de procéder comme antérieurement. Sa reconnaissance s'obtient en le confrontant à d'autres sons. Pour cela, sélectionner un son que l'on peut reproduire. Le détailler en perception et en émotion. Le mêler volontairement à d'autres sons. Mentalement, le reproduire. Cet exercice peut aussi se faire avec un son que l'on connaît déjà et dont on a enregistré l'empreinte phonique.

- **Imprimer une mélodie en réintégrant le son sélectionné dans son environnement sonore**

Il s'agit de reproduire le son à intervalles réguliers en prenant conscience de son environnement initial. Une sélection progressive de deux ou trois autres sons cycliques ou réguliers enrichira la phrase musicale tout en évitant la cacophonie. Cette technique bien que difficile n'en demeure pas moins plaisante une fois l'exercice maîtrisé. Elle développe le centrage en soi des notions d'absolu et de relatif.

DÉVELOPPER LE SILENCE EXTÉRIEUR

- **Mettre tous les sons sur le même plan**

L'étudiant sélectionnera une couche de perception autour de lui. Tous les sons perçus viendront se répercuter sur cette zone tampon. Pour ceux qui ont des difficultés à ressentir cette couche, l'imaginer simplement en lui donnant la couleur verte[54]. Les sons arrivent, au fur et à mesure de la

[54] La couleur verte s'est toujours imposée lors des différents exercices que j'ai pu conduire sur le son. Selon moi, le vert absorbe le son de manière privilégiée.

respiration, de plus en plus atténués. Plus ample sera la respiration, plus atténué sera le son. S'il y a une perception d'acouphènes, il convient de les traiter de la même manière, sans précipitation mais en leur attribuant la direction inverse, c'est-à-dire de soi vers la couche sélectionnée.

- **Rechercher l'absence de son**

La zone définie à l'intérieur de la couche phonique constitue un espace qui englobe le corps physique où chacun peut se retirer à tout moment. C'est dans ce lieu qu'on peut approcher dans un premier temps l'écoute consciente de lui-même. L'ameublement phonique qui peut en découler réserve des surprises tant spirituelles que matérielles. C'est à mon sens un creuset d'inspiration (auditive) qui est activé. L'étudiant va sélectionner dans son environnement et en lui-même, de façon consciente et intéressée, le substrat sonore dont il a besoin.

- **Percevoir visuellement le son**

Colette, assise dans une posture parfaite, attentive à ses sons, attendait la consigne suivante : repérer un son intérieur et l'harmoniser à un son extérieur de son choix. Celui-ci porta sur sa respiration et le « souffle du vent » (ce sont ses mots). La description de son état intérieur la ravissait. C'était, selon elle, la première fois qu'elle ressentait de telles émotions dans une communion de vibrations. Elle ressortit de **sa bulle verte** (ce sont ses mots) phonique, sereine, légère et à la fois plus ancrée dans son environnement. Lors de son départ de cette séance, elle se promit de renouveler l'exercice pour le plaisir. Colette anticipait spontanément la suite de la méditation sur le son. J'en étais bouleversée.

MEDITATION SUR LE SON

Séance n° 4 – L'écoute différenciée (03/04/05)

Première séance de la méditation sur le son : Julie et Justine sont présentes mais non leur mère, excusée. Malgré cet imprévu, je suis en pleine perception de moi-même.

Il s'agira pour les jumelles d'apprendre à s'écouter à partir d'une série d'allers-retours dans les perceptions des sons. Deux attitudes d'écoute seront proposées.

Le premier exercice consiste à écouter tous les bruits perceptibles du plus proche au plus éloigné, puis, en opérant des va-et-vient entre les bruits perçus, elles s'habitueront à une écoute extérieure différenciée.

Le second exercice procède de manière similaire en écoutant les sons de notre corps les plus perceptibles d'abord, puis en affinant notre perception vers des sons de moins en moins audibles.

Rappelons que les barrières phoniques faites d'arbres permettent d'absorber le son. Il pourrait en être de même pour les constructions peintes en vert. Va dans le bois et les bruits extérieurs ne te parviennent plus ; seuls ceux du bois sont audibles.

Observations
Aujourd'hui, il y a répétition dans le studio d'enregistrement musical qui nous héberge. La pièce dans laquelle nous travaillerons n'est pas isolée. Alors nous opérerons de concert avec les mélodies et les essais de balance qui ne manqueront pas de nous parvenir. Je propose de faire les exercices avec la porte ouverte sur le reste du studio et dans un premier temps sans la climatisation. Nous suivions l'adage selon lequel « qui peut le plus peut le moins ».

Débat première partie
Je confonds les jumelles, qui en l'absence de leur mère, ont changé de place. Julie a visiblement besoin de se sentir protégée en intercalant une tierce personne (sa mère ou sa sœur) entre elle et l'autre (en l'occurrence moi).
C'est donc Justine la plus proche de moi aujourd'hui, qui exprime son ressenti la première. L'exercice est bien compris et bien exécuté intégrant même certains sons que je n'ai pas perçus (ainsi ce chant d'oiseau) à cause de la répétition d'à côté. L'exercice suivant, bien que plus difficile compte tenu du contexte, est lui aussi parfaitement exécuté. Pendant l'écoute Justine avait la main posée sur un pied et a donc ressenti d'abord son pouls à ce niveau. Elle a noté sa respiration, les battements de son cœur et a essayé sans réel succès d'écouter les autres bruits de son corps.
Julie découvre qu'elle peut effectivement entendre très loin et percevoir des sons de manière différenciée quand elle en prend la décision. A part la respiration, elle s'étonne de savoir que son corps puisse émettre des sons. Julie a cette faculté d'être efficace quand c'est elle qui prend la décision.
Je rassure tout le monde sur l'attitude à avoir sur les sons du corps. Il y a ceux qui sont émis automatiquement ou involontairement et ceux que l'on peut provoquer. Nous nous réécoutons en changeant les conditions du deuxième exercice. Elles ne semblaient pas dérangées par l'environnement proche très bruyant et le passage à la climatisation n'atténue pas les perceptions fines déjà obtenues.

Débat seconde partie
Julie poursuit la discussion en précisant que cette séance moins dirigiste lui convient mieux que celle de la dernière fois. « Je n'aime pas recevoir des ordres ». De mon point de vue, la perception qu'elle a d'une demande extérieure lui est très particulière. Une bonne part de ce qu'elle perçoit comme ordre pourrait être appréhendée simplement comme une suggestion. Il lui appartient par la suite de l'analyser en y intégrant d'autres données environnementales et émotionnelles. Son cerveau va trier les informations, les comparer puis, en toute connaissance de cause, elle prendra sa décision de faire ou de ne pas faire. Je l'invite donc à essayer de percevoir dorénavant certaines demandes comme des sollicitations ou des propositions.
En interrogeant Justine sur le même sujet, je me rends compte qu'elle a développé une réactivité positive en prenant sur elle de dépasser la demande. Pour cela, elle y ajoute une exigence de performance personnelle et, par ce biais, elle se réapproprie la demande. A ma question de savoir comment elle réagit quand sa mère lui demande de faire la vaisselle, elle répond : « c'est vrai que je n'aime pas faire la vaisselle mais il faut bien que je la fasse. Alors, au moment d'y ajouter quelques gouttes de javel, je me dis qu'elle doit être la plus propre possible. Je l'imagine très brillante ». Là encore, une réactivité contrôlée donne des émotions positives mais peut supprimer le discernement – si l'analyse fait défaut.

En rentrant à la maison, j'expérimentai avec mes fils cette complexité de réaction par rapport à une demande non consentie. Ils me firent part chacun de leur compréhension – l'ainé insistant pour me rappeler le procès de Nuremberg. Le dépassement des ordres n'intervient que lorsque l'analyse a été menée.

Sortie de séance

Désormais rodée, aucune des deux jeunes filles ne semble avoir de difficultés à méditer. Alors qu'elles avaient le choix entre une méditation couchée ou assise, je constate que cette fois elles ont préféré une méditation de sortie assise. La séance est terminée. La prochaine fois, nous aborderons la deuxième séance sur le son. « Nous allons chanter !? » lance Justine. Pas tout à fait, mais pourquoi pas ? Le plaisir est une donnée indispensable à l'apprentissage. J'observe que le contrôle de la séance change peut-être déjà de camp.

DECOUVRIR LE SON INTERIEUR

Pour choisir dans ce qui vient de soi, étant de nature très optimiste, j'aurais tendance à dire que tout est bon. Mais j'admets aussi que nous sommes faits de nous-mêmes ainsi que, dans une certaine mesure, des autres. J'admets encore que sélectionner ce que nous désirons utiliser suppose un tri. Commençons donc par reconnaître notre propre son.

PRODUIRE SON PROPRE SON

- **Ecouter ses propres sons corporels**

– La respiration

Parmi les bruits produits par le corps, ceux de la respiration restent les plus faciles à entendre. Il convient simplement d'augmenter le volume sonore de la respiration en forçant sur les inspirations et sur les expirations. Des exercices de pranayama, comme le souffle « S » et la mise de la langue en tuyau sont particulièrement bruyants.

– Les bruits du ventre

On peut être informé de l'activité digestive d'une autre personne en collant l'oreille sur son ventre. Occasionnellement perçus par soi-même, les bruits « intempestifs » du ventre sont les bienvenus et ne sont pas à redouter. Le corps indique ainsi son état de santé. La libre circulation des gaz et des aliments dans une autre mesure est signe de bon fonctionnement de l'appareil digestif. Le volume sonore de ces émissions reste affaire de discrétion. Un des effets non négligeables de la posture Supta-vajrâsana est de faciliter la digestion. Suite à sa réalisation, de nombreux gaz peuvent être rejetés bruyamment, libérant par là même la circulation des aliments.

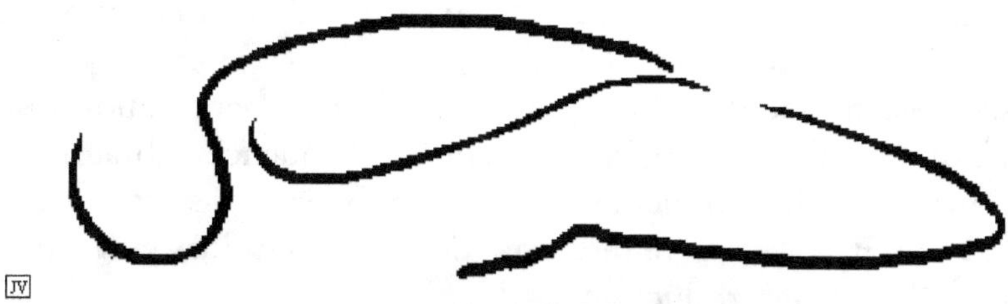

n°5 **Supta-Vajrâsana complète**[55]

[55] Supta-vajrâsana revitalise la thyroïde et ouvre les pylores. Procéder comme pour Ardha-Supta-Vajrâsana puis poser le sommet du crâne sur le sol et porter les mains sur le haut des cuisses ; faire trois respirations complètes et, lentement, terminer comme pour Ardha-Supta-Vajrâsana.

– Les bruits de la tête
Ouvrir excessivement et successivement la bouche de manière différente ou faire une véritable gymnastique de la tête en la bougeant dans diverses directions tout en étant attentif aux bruits produits. Il est possible d'entendre alors, selon sa morphologie, divers bruits de frottement et de décompression.
Les acouphènes sont des perturbations auditives qui ne sont pas produites par un son extérieur.
– Les pulsations cardiaques
Bien qu'on y prête rarement attention, les pulsations cardiaques ont une authentique réalité sonore. Pour s'en rendre compte, on utilise l'écoute de celles d'une autre personne en mettant simplement l'oreille contre son thorax.
Chacun peut se familiariser à prendre son pouls en portant fermement deux doigts (index et majeur) sur l'intérieur du poignet. Personnellement, je perçois mon pouls en apposant la main ouverte sur la base de ma gorge, les doigts légèrement remontés exerçant une petite pression sur le périmètre du cou. Je ressens ainsi mon pouls dans toute ma main.

- **Emettre un premier son de son choix. Est-il en harmonie avec soi ?**

Clara était assise sur ses talons, le buste bien droit, les mains posées sagement sur ses cuisses. Je l'invitai à produire un son. Devant sa perplexité, je précisai que celui-ci devait être simple et facile à reproduire. Il ne s'agissait pas d'un son quelconque mais bien d'une production personnelle phonique.
Le choix de la jeune femme se porta sur « bang ! ». Je trouvai le son très grave et bien que ne connaissant pas l'étendue de sa voix, j'acquiesçai. Elle le prononça de façon claire. Le bang ricocha sur les murs de la pièce et autant de fois à nos oreilles. La musicalité de son émission était plus solennelle que grave.
Le son sélectionné doit être spontané. Etant une émanation instantanée de l'individu, il traduit généralement sa fréquence vibratoire. Sans le prévenir, je vérifie simplement que le choix est conscient et non dû au hasard. Pour cela, je réitère ma demande en insistant sur l'aspect personnel de cette production.

- **Modifier le son jusqu'à trouver celui qui convient à une aspiration de joie ou de plaisir**.

L'harmonie parvient quand le son vibre sans effort et nous rend serein. Si c'est loin d'être le cas, noter les émotions et les difficultés rencontrées (riches d'informations quant à notre état intérieur du moment) puis rechercher un autre son plus conforme à notre aspiration de joie ou de plaisir. Nous voyons par ce choix que l'état présent est générateur de vibrations compatibles ou non avec ce que nous produisons (y compris nos pensées).

- **Reproduire le son en le tenant le plus longtemps possible.**

En respiration ordinaire, la reproduction du son ne provoque que très rarement des variations émotionnelles ou énergétiques.
Par contre, en respiration complète et davantage en respiration consciente, elles peuvent être nombreuses et provoquer des états euphoriques. Il convient de les recenser pour une utilisation ultérieure.
J'ai pu observer des étudiants qui, au fur et à mesure de leur production et selon les phases respiratoires de leur choix, passaient par des états de chaleur ou de fraîcheur lors d'une seule émission. Ces états se répétaient au même moment de chaque émission supplémentaire.

- **Se ménager une période de silence et d'écoute des ricochets sonores**.

  - Sans zone tampon

J'invite l'étudiant à lancer un son fort et clair puis à expérimenter l'écoute décalée de sa résonance. Ce n'est qu'au bout de plusieurs essais que l'expérience est concluante pour tout le monde.

  - Avec zone tampon

Pour cet exercice je demande de créer une bulle de vide sonore autour de soi en mentalisant le fait que les sons extérieurs ricochent sur ses parois et que le son produit par soi traverse l'œuf d'isolation pour rebondir sur les murs de la pièce. En perception interne, la force de persuasion n'en est que plus renforcée. Y adjoindre des paroles par la suite, lui confère – en expression externe – plus d'efficacité.
Les paroles qui sont ordinairement prononcées sans conscience particulière n'ont que très peu de force et ne bénéficient pas de **l'effet ressort de la démarche DPR** : en interne elles sont comprimées et concentrées, avant d'être brutalement libérées et expansées. C'est pourquoi l'énergie de la colère peut être infiniment redoutable (car dévastatrice) ou infiniment précieuse (car créatrice).

- **Répéter plusieurs fois l'exercice en s'aidant de la respiration consciente**.

La respiration consciente dynamise les sons lors des phases de la respiration et, particulièrement durant les émissions de souffle, elle projette les énergies finalisées. La rétention à vide en bout d'émission sonore n'est pas négligeable : elle permet que se déploie l'inaudible.

- **Développer son volume sonore.**

En émettant le son dans la posture Dhrityâsana qui renforce simultanément l'esprit de décision et en la pratiquant avec la respiration consciente, l'étudiant va augmenter le volume sonore de sa propre voix. Il arrive que certains éclatent d'un rire de joie, communicatif, libérateur.

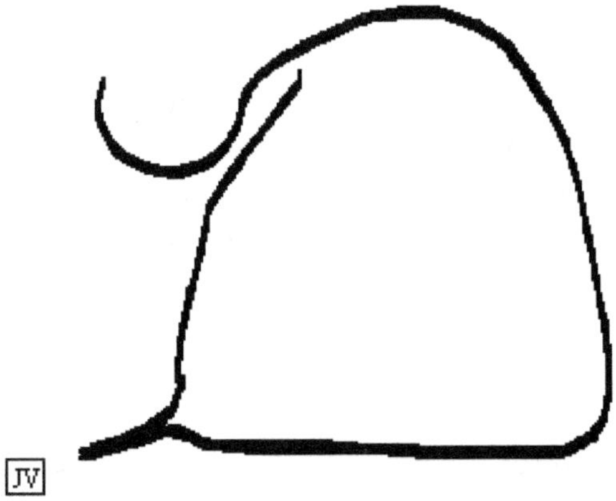

n° 6 **Dhrityâsana**

Pour approfondir la conscience de notre corps tout entier comme organe émetteur de son mais aussi comme canal de réception des énergies vitales différenciées, l'exercice peut se renforcer par la production du son yogique IAOOM. Il stimule à la fois sur le plan physique le volume sonore, la clarté du son ou encore l'ampleur des vibrations de la voix.
S'installer confortablement sur les talons. L'écartement des genoux sera de la largeur du bassin, les pieds de part et d'autre des fesses. Placer les mains sur les talons[56]. Expirer, le corps bien droit, en plaquant le menton sur la poitrine puis, en redressant la tête dans l'inspiration, pousser le bassin vers le haut en arc-boutant tout le corps. Laisser la tête retomber en arrière. Bloquer la respiration trois secondes puis prononcer dans l'expiration le « I » tenu jusqu'à la fin de l'expiration. Retenir à vide trois secondes et, dans l'inspiration, revenir à la position initiale. En faire de même pour toutes les syllabes du IAOOM.
En se reportant aux mécanismes de la respiration consciente, j'invite chaque étudiant à vivre en conscience cet exercice. En effet, lors de

[56] Les mains peuvent être placées progressivement d'abord dans le prolongement des pieds puis sur la plante des pieds et enfin sur les talons.

celui-ci, les divers tris, dans les apnées successives, sélectionnent les énergies correspondant à l'objectif fixé, tant dans l'univers que dans le corps de chacun.
Les énergies vibratoires du « I » sont de nature à stimuler le système nerveux et donc peuvent être recommandées aux personnes souffrant de mollesse et d'apathie.
Celles du « A » régénèrent le système sanguin, et agissent comme une véritable recharge du plexus cardiaque et donc du cœur, son organe associé. Les personnes souhaitant développer leur relationnel pourront faire cet exercice ou le visualiser en y associant la couleur verte et sentiront une chaleur se dégager au niveau du plexus cardiaque.
« O » agit sur le plexus solaire et est un stimulant des liquides et des systèmes aqueux du corps. Leur stimulation par « O » est bénéfique pour une meilleure répartition de nos 70% d'eau. Les personnes souffrant de rétention d'eau peuvent favoriser leur élimination par cette vibration sonore.
Bien connue des orientaux, la vibration « OM » est la vibration du son initial qui comporte donc en elle-même à la fois la totalité des sons et l'absence de son[57]. Elle dynamise simultanément la diversité de la matière et la non matière (ou espace « vide » entre les formes de matière) – participant ainsi à l'expérience de la vacuité et à celle de l'énergie d'avant matière. De fait, elle canalise des énergies puissantes de créativité. La force de vie qu'elle insuffle au corps permet la mise en place de conditions multiples de réalisation. Placer une visualisation sur une telle vibration accélère automatiquement sa réalisation.
Pour un équilibre optimal, je conseille de pratiquer, toujours en conscience de ses pensées, la vibration regroupant les quatre sons « I-A-O-OM » lors de la même expiration, sans y adjoindre aucune mélodie mais simplement en tenant la note identique du début à la fin de l'exercice.
Les résultats observés sont d'une grande diversité et vont du changement de registre de voix au développement de la créativité artistique via la mise en résonance musicale du corps. Tel un nouvel instrument, celui-ci génère sa propre musique : écoutons-le chanter !
Sur un autre plan, certaines personnes ont observé la disparition de leurs peurs et la manifestation de leur conscience.

---

[57] Selon la Tradition, la vibration OM comporte quatre temps dont trois sons (« A », « OU », « M »), plus un temps de silence.

o Mélodie courte émise en laissant le son s'exprimer dans des variations improvisées.

En revenant au son personnel produit, l'étudiant va acquérir le moyen mnémotechnique le plus simple pour retenir une phrase : la mélopée.

J'ai appris les tables de multiplication comme beaucoup d'enfants de mon époque en chantonnant une petite mélodie. Quelle que soit la phrase prononcée, la mélodie demeurait invariable. Le simple fait de la redire mentalement nous projette dans l'univers des chiffres et nous voyons défiler sinon les tables, du moins des chiffres. Il en va de même pour toute phrase apprise en chantant. Le cerveau a alors énormément de plaisir à retenir les sons répétés en harmonie. Utilisons cette faculté et, à l'instar des religieux de toutes les croyances psalmodiant leurs prières, répétons des phrases en chantant.

Le son sélectionné en adéquation avec les propres vibrations de l'étudiant « chanteur » sera harmonisé selon une mélodie, au choix, improvisée[58] ou connue. Dans un premier temps, la phrase musicale sera courte, répétitive pour sa mise en boucle. Par la suite, rien n'empêche l'étudiant de composer sa propre musique en conjuguant plusieurs phrases rythmiques.

A l'instar des chanteurs océaniens, certains étudiants produisent spontanément de splendides akazéliés[59]. Ceux-ci permettent d'exprimer tout le registre des émotions.

o Reproduire de mémoire la mélodie lors des séances ultérieures.

La reproduction de son propre chant est un exercice difficile qui requiert beaucoup d'entraînement. Des modifications peuvent survenir dans la restitution au cours des séances suivantes. Elles sont nécessaires à l'ajustement vibratoire des sons à la symphonie vibratoire des différents corps. Dès qu'elles ont retenu une mélodie, les personnes les plus à l'aise dans ce type d'exercices, lui adjoignent spontanément des paroles.

---

[58] Il est conseillé de formuler explicitement les improvisations, de façon à les retenir longtemps.

[59] Manière de chanter que l'on retrouve en Océanie qui, d'un seul chanteur, permet de faire entendre plusieurs sons à la fois.

DÉVELOPPER LE SILENCE INTÉRIEUR

- **Technique**

Parvenir au silence intérieur est un exercice, à la fois, de concentration, de relaxation et de méditation. Il permettra de neutraliser un certain nombre de « parasites » perturbateurs, qu'ils soient environnementaux ou émotionnels puis de sélectionner les éléments et conditions favorables à l'objectif choisi. La sélection de la posture aussi dépendra de cet objectif. Prendre d'abord pleinement conscience de son environnement sonore. Opérer un transfert de conscience en pratiquant une série de trois respirations complètes. Dans le confort de la posture, relaxer toutes les tensions du corps en s'aidant de la respiration consciente et en conscientisant cette même respiration, puis évacuer les tensions mentales. Concrètement, on commence par le corps physique, en relâchant les tensions excessives de toutes ses parties. Puis on passe au mental en expulsant, lors de l'expiration les pensées douloureuses par la bouche entr'ouverte ou par le(s) point(s) douloureux du corps. Puis, progressivement, se concentrer sur le rien, lors des rétentions à vide. Les sons extérieurs sont évacués ; les sons intérieurs ne s'entendent plus ; les pensées douloureuses sont libérées et les autres s'éloignent. L'étudiant devient méditant. La recherche de la vacuité donne spirituellement l'accès à une conscience altérée de la réalité. Lieu d'outils et de prouesses spirituels, cet état est porteur de dynamique et de créativité extraordinaires. Remplir cet espace est une possibilité qui se présente à chacun tous les jours sans qu'il en soit habituellement conscient. On peut l'appeler intuition, inspiration, hasard, chance… En conscience, ce lieu de méditation devient accès à son propre potentiel. L'ayant rencontré, il appartient à chacun de le valoriser.

- **Exception**

Peu de gens arrivent naturellement, dès le début, à se concentrer sur du vide tant visuellement que mentalement. Le cas d'une jeune femme non ancrée depuis son plus jeune âge, suite à un événement majeur de cette période, était pour moi exceptionnel. Elle avait, en effet la faculté naturelle de « zapper »[60] comme elle le disait, chaque fois que la situation devenait difficile. Elle vivait ainsi de zapping en zapping. A trente ans et mal remise d'une tentative de suicide, « [sa] vie n'ayant aucun sens et étant, de fait, devenue trop difficile » (sic), elle s'orientait à nouveau vers un zapping généralisé de sa propre existence. Je n'eus aucune difficulté à

---

[60] Autrement dit : de s'abstraire.

travailler avec elle sur le son jusqu'au silence intérieur et très rapidement nous enchaînâmes avec les méditations sur l'objet. L'expérience était d'autant plus ardue pour elle qui pouvait se détacher instantanément de tout qu'il s'agissait précisément de se raccrocher au concret de l'existence. L'expérience était cependant passionnante car ce tout extérieur et surtout son potentiel redevenaient accessibles. L'acceptation de son « vide existentiel » la propulsa dans sa vie où enfin elle commença à rêver au premier et au second degré. Au second degré, après de grandes périodes de relations inexistantes, elle permettait aux choses de se faire : nouveau travail, copain, appartement neuf, voiture neuve... Au premier degré, elle avait pour la première fois de sa vie accès à sa mémoire onirique.

Séance n° 5 – Le son intérieur : « ce fut trop court » (20/03/05)

Nous commençons la séance par la méditation de départ quelque peu modifiée aujourd'hui. Elle nous permet de réviser la dernière séance tout en consolidant l'évolution dans la démarche **DPR**. En position zazen, chacune va expérimenter les allers-retours successifs entre un son perçu extérieurement et une vibration intérieure (cardiaque ou respiratoire) jusqu'à les harmoniser l'une par rapport à l'autre durant trois respirations conscientes. Elles répéteront l'exercice trois fois avec à chaque fois un son extérieur différent. Cette entrée directe dans la séance permettra de se familiariser néanmoins, en douceur, par le son – audible, donc bien réel – avec la conjugaison des énergies intérieures et extérieures.

Une série de cinq exercices sera alors exécutée :

✓ Emettre un son de son choix et l'écouter

✓ Le modifier pour l'harmoniser à soi ou le changer

✓ Tenir le son le plus longtemps possible dans une phase sélectionnée de la respiration consciente (avec ou sans tampon /effet ressort et énergie de colère)

✓ Développer le volume sonore par Dhrityâsana

✓ Faire l'I-A-O-OM dans la même posture.

Observations

Nous allons de surprise en surprise. Après quelques réticences à produire leur propre son, chacune s'était stabilisée sur un son particulier.

Justine souffrant de la cheville avait opté pour le son « AIE », Julie pour le « A » et Carole pour le « É ».

Seule Julie avait changé de son et était passée de « A » à « I ». Initialement elle avait choisi le son « I » mais suite à ma remarque sur la corrélation entre les sons et les émotions, elle s'était ravisée pour retenir le « A », puis elle était revenue finalement à son précédent choix « I » dont elle connaissait pourtant les conséquences[61].

L'augmentation du volume sonore a permis l'apparition des premiers résultats : la perception des échos et autres ricochets sonores sur les murs de la pièce.

[61] Les effets particuliers des sons « I », « A », « O », « OM » ont été présentés ci-avant (cf « Développer son volume sonore »).

Le volume sonore émis par Justine n'était pas à pleine puissance et demeurait largement supportable ; elle parvenait cependant à produire des harmoniques[62] et des diaphonies[63] maladroites. Alors que Justine émettait une série de sons soutenus, Julie en ressentit intensément les ricochets sur l'un de ses tympans et fut contrainte de porter plus d'une fois la main à l'oreille.
Quand Julie à son tour produisit son « I » en le tenant le plus longtemps possible, il y eut l'apparition d'un autre son métallique très caractéristique qui rentra quelques secondes après en résonance avec tous les objets en métal de la pièce et notamment avec les cymbales d'une batterie toute proche qui répondirent à sa sollicitation.
Le son « É » de Carole, initialement plus orienté vers l'objectif (de parvenir aux mêmes résultats que ses filles) que dans un état donnait des résultats mitigés. Forçant un peu sur le volume et s'abandonnant progressivement à l'exercice, elle parvint néanmoins à sortir de la volonté de faire et à produire véritablement des sons différenciés.

Débat première partie

Durant toute la pratique des exercices, chacune avait tendance à commenter les sons des deux autres. Réciproquement, chacune tenait compte des recommandations des autres. Ne voulant surtout pas briser cette belle dynamique de communication, je renonçai ponctuellement à l'application du silence pendant l'exécution des exercices. Le débat intervint dans le prolongement de cette dynamique. Justine me fit remarquer qu'elle n'avait pas la perception de la sphère verte. Sa sœur lui expliqua qu'il s'agissait de l'imaginer « simplement et puis c'est tout ». Elles traduisaient toutes trois en direct leurs ressentis, tant de leurs perceptions auditives que de leurs autres informations sensorielles : fourmillements, chair de poule, frissons, transpiration etc. En posture de Dhrityâsana, Julie nous fit vibrer en même temps que ses sons. Bien que ponctuellement dans l'impossibilité de prendre cette posture, Justine nous avait communiqué son éclat de rire alors qu'elle expirait brutalement après son émission de « Aie » transformé en « A » longuement soutenu. J'encourageai Carole à produire autant de fois qu'elle le souhaitait le son « A » après qu'elle m'ait confié ses soucis circulatoires au niveau de ses jambes.

Débat seconde partie

Il ne reste pas beaucoup de temps pour ce débat. Néanmoins, hors séance, toutes trois tiennent à me faire partager leurs expériences : rêves prémonitoires, impression de déjà vu, solution d'enquête policière non encore élucidée entendue à la radio juste avant de s'endormir, réveil après quelques secondes avec l'impression d'avoir dormi très

---

[62] Selon le Petit Larousse illustré (2004), les harmoniques désignent des sons accessoires ayant des fréquences multiples de celles du son fondamental et qui, se surajoutant à celui-ci, contribuent avec d'autres à former le timbre.
D'après Henri Marie TALEMANT dit LAVOIX, (bibliothécaire et musicographe français, dans son Histoire de la musique, Editions Quantin 1884, 368 pages), on peut chanter ou émettre les sons successivement ou les superposer et faire entendre à la fois deux, trois, quatre et même d'avantage de ces sons. Cet assemblage de sons superposés débouche sur une sensation de repos (harmonie consolante) ou une inquiétude (harmonie dissonante).

[63] Les disphonies sont des interférences parasites de signaux sonores provenant de deux canaux. Cf. disctionnaire: Le Petit Larousse illustré.

longtemps… La conscience maintenant à l'aise dans l'espace, commence à voyager dans le temps.

Sortie de séance

Cette partie aussi sera spéciale. En effet lors de la méditation finale nous avons récapitulé toute la séance et effectué un basculement de conscience par une série de trois respirations conscientes avec relâchement progressif de toutes les tensions excessives des corps physique (en une fois), émotionnel (en même temps que les expirs) et mental (en laissant toutes les pensées s'écarter d'elles-mêmes sans les retenir). L'objectif était de commencer à neutraliser (via le « canal d'évacuation »[64]) les parasites internes et externes et de commencer à sélectionner (via le « canal de redistribution »[65]) les éléments favorables à la projection.

---

[64] Se reporter à notre paragraphe ci-avant intitulé « L'importance de la respiration – canal d'évacuation / canal de redistribution ».

[65] Idem.

MEDITATION SUR L'OBJET

–VERS LA FUSION EN SOI–

Les techniques mises en place dans cette partie s'appuient essentiellement sur l'approche des visualisations. Que ce soit dans le positionnent du regard ou de l'objet (**S6**) voire dans la communication avec l'objet (**S7**), des précautions particulières seront prises pour les personnes souffrant d'affections graves des yeux (tension oculaire, glaucome...) : il s'agira de diminuer systématiquement tous les temps de fixation d'objets immobiles et de travailler plutôt sur les fixations d'objets en mouvement ou de leur « empreinte » une fois qu'ils ont été déplacés, sur les positionnements du regard et par la suite sur les visualisations intérieures. Ce type d'exercices apporte généralement une meilleure acuité visuelle ; pour ce qui nous intéresse, ils développent surtout d'autres appréhensions « visuelles » de l'environnement. Le travail sur les yeux développe entre autres une amélioration du discernement dans le domaine des pensées comme dans celui des évaluations de situations complexes. L'approche des individus, avec qui on souhaite entrer en relation, en est une non négligeable. «Je ne sais pas quel canal de communication j'utilise pour l'instant mais il me semble percevoir l'humeur ou l'état d'esprit des gens que je rencontre maintenant en les regardant simplement. Comme je suis dans un milieu professionnel où la concurrence est acharnée, cela m'est bien utile». Ainsi me parlait une étudiante quelques mois après la fin de sa DPR.

La séance, très particulière (**S8**), de création du laboratoire est riche en enseignements. En effet, alors que la majorité des gens que je rencontre, pensent être dénués de tout talent artistique, il en est tout autrement à l'issue de cette séance pour beaucoup et très rapidement par la suite pour les autres. L'accès à sa propre créativité développe considérablement le potentiel actif (passage du potentiel latent au potentiel réalisé) de chacun.

➢ ***Que la lumière soit !***

CHOIX DE L'OBJET / QUALITE DU REGARD

CHOIX PERSONNEL DE L'OBJET

Lors de la séance qui précède la première méditation sur l'objet, je demande d'apporter un objet de son choix. Tout objet personnel devra répondre néanmoins à certains critères.
En début de séance, je m'assure que l'étudiant a apporté un objet qui lui soit propre. Cela peut être un objet personnel comme un objet choisi dans son environnement familier.
J'ai eu, une fois, une feuille d'un jardin que l'étudiant avait traversé la veille. En effet, il s'était rappelé brusquement de ma demande et avait prélevé immédiatement l'objet qui lui plaisait dans son entourage puis il l'avait laissé dans sa voiture toute la nuit. Pour moi, la surprise avait été totale mais la séance riche d'enseignements.
La plus belle séance sur l'objet que j'ai eu l'occasion d'accompagner fut celle du corail. La jeune femme s'était tournée vers le corail qui, bien que très beau comme tous ceux qui étaient chez elle, servait de bloque porte à sa pièce personnelle. Elle n'osait me le proposer, craignant qu'il ne réponde pas au critère de familiarité. Elle m'en informa. Je la rassurai et lui indiquai que, faisant partie de son environnement, il pourrait lui apprendre plein de choses. Ce fut le cas. Pleine de reconnaissance, l'étudiante l'avait ensuite placé sur son bureau, l'intégrant différemment dans sa décoration.
Une autre fois, ce fut une trousse de maquillage. La complexité de cet objet tenait tant à sa structure qu'à son contenu, à son utilité et sans doute, à son histoire. Dans de tels cas, sans interroger le propriétaire sur ses motivations, j'explique à nouveau la nature de l'objet attendu. Le critère fondamental dans un premier temps est la simplicité.
La simplicité telle que je l'entends ne porte pas uniquement sur l'apparence de l'objet, mais va bien au-delà. Il s'agit bien sûr de sa nature et aussi de l'intérêt relatif que nous lui accordons dans notre vie. Un étudiant qui se propose de travailler avec un objet complètement neutre à lui-même, n'aura sans doute pas le même ressenti que celui qui aura minutieusement sélectionné et recherché un objet selon des critères d'intérêt personnel. Une recherche trop longue peut informer sur l'inaptitude relative à aborder tout simplement l'autre y compris son propre environnement. Cette approche de notre univers est intéressante à plus d'un titre. Il est courant d'observer une réappropriation différente de nous-mêmes simultanément à la modification du lien établi entre nous

et les objets ou personnes qui nous entourent. Le constat d'une interactivité sur eux, réoriente la perception que l'on peut avoir de notre propre vie. Loin d'être subie, celle-ci peut alors devenir une expérience extraordinaire de défis ou de performances que l'on se donne à soi et qui ne sont pas nécessairement relatifs aux autres. Ainsi, nous voyons dès le début de cette méditation sur l'objet une dimension jusque-là inconsciente de nos choix : notre état intérieur influence notre perception et notre perception détermine nos choix.

Par l'acceptation des modifications de notre état intérieur, nous modifions tout autant notre perception de nous-mêmes et de notre environnement. L'interactivité enclenchée par les méditations sur l'objet, a donc pour effet d'augmenter la confiance en soi et par la suite d'optimiser la gestion interne et externe de soi. Paradoxalement, la relativité de la perception en est accrue et peut dans un même temps occasionner des confusions résiduelles dans la compréhension des évènements. La question qui revient le plus souvent avant la deuxième séance de méditation sur l'objet est : « est-ce moi ou les gens qui changent ?». Rassurons-nous, en allant à petits pas : le monde change, certes, mais c'est surtout notre perception et notre rapport au monde qui changent. Pour commencer, je conseille d'aller au plus simple. Il va de soi qu'il s'agit de tendre vers la simplicité et que celle-ci est, elle aussi, toute relative. La simplicité dépend, sans nul doute, de l'appréciation mais aussi du vécu de chacun.

SIMPLICITÉ DE LA STRUCTURE

- **Forme**

La simplicité dans la forme permet une meilleure concentration de la vision et donc de l'inscription rétinienne. Il en va de même de la couleur qui, loin d'être neutre, offre toute une gradation de perceptions périphériques induites.

Quelle que soit sa coloration, dans notre culture occidentale, l'étudiant retiendra que, dans un premier temps, plus un objet est bigarré plus il freine le ressenti. L'exercice, répété plusieurs fois, peut s'appliquer par la suite à toutes les formes.

- **Matière**

Pour ce qui est de la matière, on privilégiera des objets compacts et d'une seule composition. Sa mono structure de base dégagera là aussi un ensemble d'informations plus cohérent et plus facilement analysable.

- **Dimensions**

Opter pour un objet facile à déplacer et aux dimensions modestes, correspondant au maximum à celles d'un ballon de basket et au minimum à celles d'une balle de golf, permet là encore de faire converger les périphéries focales dans un espace visuel réduit qui provoquent ainsi une meilleure inscription rétinienne.

SIMPLICITÉ DU RAPPORT À L'OBJET

- **Historique**

Bien que j'évite de considérer l'historique de choses comme étant fondamental, j'ai remarqué que certains étudiants tenaient par ce biais à m'interpeller sur la possibilité d'émanations subtiles de leur objet. Loin de leur en tenir rigueur, je renverse toutefois la perspective en affirmant que la connaissance de l'objet leur appartient au même titre que ce qu'ils ne manqueraient pas d'y découvrir par la suite. Le fait, avéré en ce qui me concerne, est que les objets comme les gens, sont chargés des délégations de pouvoirs qu'on leur donne. Prendre un objet pour ce qu'il est, est encore la meilleure façon de l'aborder.

- **Symbolique**

Nul doute que certains s'interrogent, en amenant leur objet, sur la signification de leur choix. L'analyse des formes et des couleurs directes n'étant pas l'objectif de cette méditation, celle des symboliques directes ne l'est pas d'avantage. Par contre, une fois entrés dans la méditation, les considérations sont toutes autres. Nous abordons en conscience les couleurs et les symboliques – qu'elles soient historiques ou géométriques. Le développement de la visualisation passant par l'acceptation des ressentis et des images mentales involontaires, une attention particulière est accordée à leur conscientisation. Je ne me livre à aucunes sortes d'interprétations mais j'invite l'étudiant à rechercher le message auquel elles renvoient dans les symboliques individuelles (acceptées ou non) ou collectives, qu'elles soient universelles, culturelles ou encore liées au groupe d'appartenance. C'est lors de la méditation qui suit l'exercice de fusion visuelle – ce parfait synchronisme permis par le Trataka concentration est rendu possible quand, s'oubliant dans l'observation de l'objet, on devient ce même objet – que généralement le corps s'exprime. Il est important de l'écouter comme précédemment (durant les méditations sur le son) et de noter toutes les informations physiologiques, mentales, d'humeur, de perceptions internes et externes.

La netteté du ressenti dépend, pourrait-on dire, de la qualité du regard. Aussi, avant de visualiser, est-il important de bien voir c'est-à-dire de développer un regard de qualité.

QUALITE DU REGARD

Développer la qualité du regard s'apprend. En une séance l'étudiant va volontairement modifier sa façon de regarder. Les exercices sont simples et leur exécution sans difficulté. Les mêmes exercices se feront deux fois. D'abord avec une respiration ordinaire, l'étudiant va exécuter l'ensemble des exercices. La deuxième série d'exercices se fera avec des respirations particulières dont l'objectif est de concentrer le maximum d'énergie prânique[66] dans les yeux. Ces pratiques se font sans danger, dès lors qu'on s'applique à les réaliser attentivement et sans forcer.

POSITIONNEMENT DES YEUX

- **Importance de la respiration**

Je propose toujours de commencer toutes les séances par une série de respirations complètes. En renforçant l'équilibre du corps, elles permettent ici d'en stabiliser et d'en contrôler parfaitement les mouvements. La reprise de la respiration normale et des autres exercices de respiration n'affecte en rien cette gestion du corps. En tenant la tête immobile, les yeux peuvent garder une bonne fixité. Dégagé de ces contraintes posturales et confortablement installé, l'étudiant se concentre dès lors uniquement sur sa méditation.

- **Trataka : concentration /focalisation consciente**

La concentration est l'exercice au cours duquel toute l'attention est ramenée en un point (pensée, émotion, organe, etc.). Son vecteur privilégié est le regard indirect.
La focalisation sera retenue ici dans son sens optique en tant que processus de convergence vers un point focal. Focaliser et défocaliser est

---

[66] En vertu de la loi selon laquelle l'énergie suit la conscience, la concentration d'une énergie en un point se fait par un transfert de la conscience en ce point. Cette concentration peut être renforcée par la respiration (inspiration par le nez, transfert de conscience durant la rétention à plein, puis expiration pour diffusion d'énergie au point sélectionné). Les hypnotiseurs peuvent ainsi concentrer leur énergie dans leurs yeux, comme d'autres peuvent le faire dans les mains ou dans n'importe quelle partie du corps.

donc un exercice visuel qui consiste à changer la distance focale. Il sollicite exclusivement la vue et les muscles oculaires. Son vecteur de référence est la vue directe.

Trataka est le support idéal à ces deux types d'exercices[67].

Il s'agit, au cours d'un premier type d'exercices (Trataka-concentration), de positionner le regard (sans tension et sans souffrance) sur un espace défini, occupé ou non par un objet à observer. Toute conscience d'effort y est donc bannie. C'est pourquoi nous appréhenderons Trataka dans sa première dimension – concentration du regard - en tant que support d'apprentissage de la fusion intégrale. Lors de cette concentration du regard, l'étudiant apprend, sans effort, à s'oublier pour ressentir par tous ses sens les différents niveaux d'information portés par le support visuel.

Lors d'un second type d'exercices (Trataka-focalisation), l'étudiant opérera des observations d'objet à des distances et sous des angles variables afin d'en recueillir d'autres qualités d'information.

– Respiration préliminaire

Avant chaque exercice, pendant une respiration complète, garder les yeux grand ouverts sur le point fixé droit devant soi sur un mur. Inspirer en conduisant ou en imaginant conduire la force prânique ou vitale de l'extérieur vers l'intérieur des yeux. Lors de l'expiration, imaginer qu'elle se concentre au niveau des nerfs optiques et que du sang propre et riche en oxygène est amené par les artères jusqu'à la région des yeux, éliminant ainsi toutes les toxines[68].

– Les exercices de concentration se feront avec un support préalablement dessiné par l'étudiant sur une feuille de papier blanc.

Commençons par le dessin suivant : un cercle. L'étudiant peut le réaliser à main levée, et remplir l'intérieur complètement de la couleur de son choix. Une couleur sombre facilite cependant la focalisation par son contraste net avec le fond blanc.

---

[67] Les deux formes de Trataka se distinguent fondamentalement par des attitudes conscientes et des positionnements différents dans le trapèze de respiration consciente. En logique de focalisation, l'on se trouve dans l'expir (on sélectionne ce qu'on garde ou qu'on rejette) puis dans la rétention à vide (on sélectionne a priori dans la rétention à vide les éléments favorables qui seront abordés ultérieurement dans l'inspir), alors qu'en logique de concentration on se trouve dans l'inspir (on laisse venir les informations préalablement sélectionnées) et ensuite dans la rétention à plein (c'est le moment du tri a posteriori).

[68] L'approche de Trataka doit être progressive. Elle ne saurait excéder, au début, une séquence de une à deux minutes répétée une fois après un intervalle de repos de durée identique. Par la suite, des durées plus longues pourront être atteintes. En tout état de cause, éviter à ses yeux toute fatigue excessive.

n° 7 **Trataka 1**

– Confort du regard sans tension

Poser les yeux sur le dessin et laisser le regard se stabiliser en centrant le dessin dans le champ visuel. Concrètement : sans cligner des yeux, ni les écarquiller, le regard se promène doux ou souriant. Il se fixe, s'écarte, se fixe à nouveau etc. Quelles que soient la rapidité ou la lenteur de la stabilisation, celle-ci, sera d'autant meilleure si l'on ne force pas. S'arrêter dès le premier ressenti de picotement, larmoiement ou autre manifestation de souffrance. En cas de difficultés ou d'angoisses, refaire des séries de respirations complètes jusqu'à stabilisation.

– Etat intérieur

Le calme mental sera obtenu par l'acceptation (sans jugement, et pourquoi pas avec joie) des pensées, des ressentis, des perceptions puis par leur détachement progressif. Concrètement, quand une pensée arrive, la laisser partir sans la retenir. En faire de même pour toutes celles qui se présenteront. Si elles persistent ou sont récurrentes : ne pas forcer ; si on ne leur accorde pas beaucoup d'attention, elles se détacheront progressivement toutes seules. En cas de difficultés ou d'angoisses, faire une série de respirations complètes avec plaisir jusqu'à diminution significative du nombre de pensées et obtention du sentiment de sérénité.

– Focalisation consciente

En regardant le dessin (objet), projeter le regard en avant de ce dessin tout en le regardant indirectement. Stabiliser cette double perception ; puis projeter le regard en arrière du dessin – sans l'occulter – et stabiliser à nouveau la fixation. Faire trois séries de respirations complètes

intercalées entre deux cycles de fixations en augmentant la distance focale après chaque série.
Essayer d'augmenter la distance arrière dans l'inspiration. Stabiliser dans l'apnée à plein. Dans l'expiration, essayer d'augmenter la distance avant. Stabiliser dans l'apnée à vide.
– Détachement de la perception immédiate
Refaire l'exercice sur un autre dessin qui sera réalisé lui aussi par soi-même.

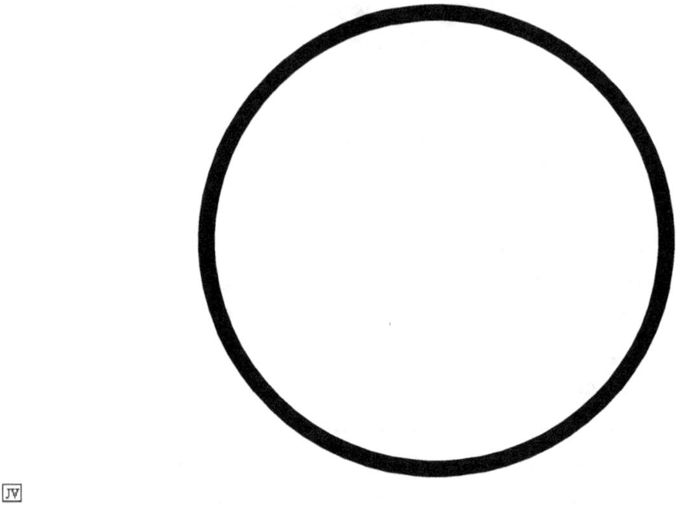

n° 8 **Trataka 2**

Lors de l'inspiration, s'imaginer absorber l'énergie du soleil. Pendant l'apnée à plein conduire cette énergie entre les deux yeux. Lors de l'expir relâcher ou relaxer le milieu du front.
Noter les ressentis tant physiologiques que mentaux, émotionnels, oniriques...
– Passage à la vision différenciée
Refaire l'exercice sur le dessin suivant après avoir pris le temps de le reproduire soi-même.

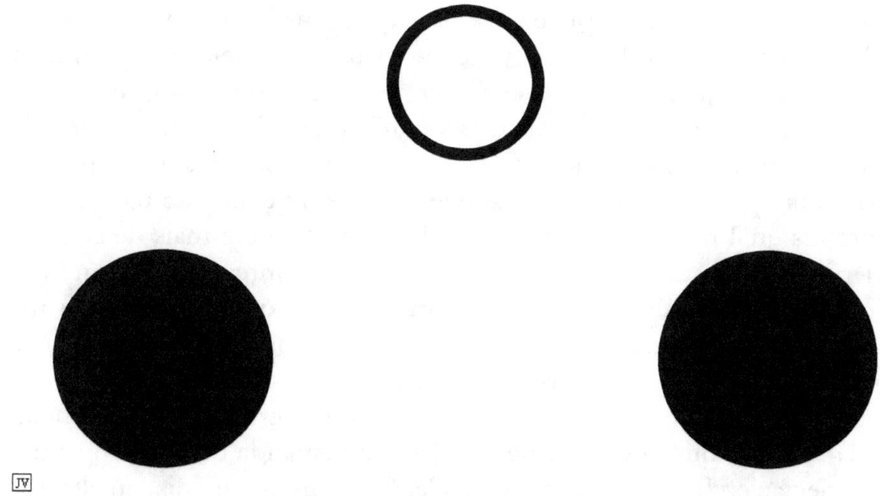

n° 9 **Trataka 3**

Dans l'inspir absorber le prâna ou force prânique : elle vous remplit durant la rétention à plein : elle se fixe pendant l'expir dans les différentes parties du corps et en particulier dans celles qui en ont besoin.

Noter tous les ressentis.

« En arrivant chez moi, je percevais les humeurs et l'état de santé des personnes que je croisais. Je savais qui m'appréciait et qui m'était hostile »… C'est le récit qui revient le plus souvent après la méditation sur l'objet, bien que l'étudiant ne soit pas venu dans cette optique.

Les effets de ces exercices autres que ceux annoncés sont généralement immédiats : amélioration de la concentration, du discernement, de l'amour de soi, de l'amour des autres.

Confrontée à une augmentation de son discernement dès la première séance de la méditation sur l'objet, une étudiante encore sceptique et non encore stabilisée dans sa confiance en soi, me demanda une manière de se protéger après qu'elle eût ressenti un accroissement de l'hostilité de certaines personnes de son entourage professionnel. Elle était en mesure de se le fabriquer, mais n'en avait nul besoin. Je compris que cette question en cachait sans doute une autre. Elle l'exprima. En fait, elle souhaitait s'assurer qu'elle n'en avait pas besoin et voulait m'entendre lui dire que sa perception était fondée sur le fait que son propre taux vibratoire avait augmenté – la mettant ainsi hors d'atteinte. Seules ses peurs pouvaient encore abaisser ses vibrations, la rendant plus vulnérable. « Tout dépend de moi, alors » ? Oui, pour beaucoup, mais il n'était pas nécessaire de répondre à cette question.

Une autre me relata sa surprise : « je rêve que, sans le vouloir, j'écrase en reculant avec la voiture de mon père le chien de ma belle-mère. Aimant bien ce chien, je suis bouleversée et je m'en excuse auprès de sa maîtresse. Le lendemain soir au repas familial, je raconte mon rêve que chacun interprète à sa manière. C'est la première fois, curieusement, que je communique ainsi avec ma famille et personne ne semble surpris. J'apprends qu'il ne s'agit pas du chien de ma belle-mère mais de celui de mon père. Je rassure alors ma belle-mère dont l'interprétation m'avait interpellée. Elle semblait conclure de ma méprise que j'avais voulu me venger symboliquement d'elle, parce qu'étant toujours en colère du remariage de mon père. Je pus pour la première fois lui dire que je ne lui en voulais pas d'avoir épousé mon père. Une autre surprise m'attendait dans la semaine qui suivit. Ma belle-mère me demanda de l'accompagner à un spectacle. Il me semblait que c'était la première fois qu'elle me proposait une sortie en tête-à-tête. Je déclinai tout d'abord l'invitation et me ravisai l'instant d'après, désormais consciente de l'événement. L'hostilité entre nous semblait disparaître, ma culpabilité aussi. Mon père, surpris, me regarda et sourit. Le spectacle nous a bien plu. J'avais ri pour la première fois de bon cœur avec ma belle-mère». L'étudiante découvre ainsi une forme originale du discernement.
Nos émotions et nos peurs voilent, elles aussi, nos perceptions. Celles-ci nous bloquent, nous empêchant d'aller vers de nouvelles expériences de nous-mêmes.

POSITIONNEMENT DE L'OBJET SELON LES DIFFICULTÉS DU SUJET

- **Situation frontale**

En regardant de face l'objet préalablement choisi, placé devant lui, l'étudiant peut avoir quelques peines à fixer son regard, s'il manque de pratique ou si l'objet (loin d'être neutre) éveille des ressentis particuliers qui troublent l'attention, ou s'il a encore quelques difficultés de concentration. Je conseille alors de regarder toujours droit devant mais en réduisant la distance focale, c'est-à-dire en regardant soit un peu plus près, soit en regardant au même endroit après avoir éloigné l'objet.
En effet, en le déplaçant vers l'arrière de quelques centimètres, par essais répétés, le regard va s'entraîner progressivement à focaliser vers un point – qu'il soit virtuel ou réel. Il convient alors de retenir le positionnement

et de fixer calmement le regard quand une perception particulière se présente.
Refaire ultérieurement plusieurs fois l'exercice, permet de parfaire l'entraînement.

- **Situation latérale /à droite et à gauche**

Il arrive que certaines difficultés non négligeables disparaissent aussi lors du décentrage de l'objet. Pour cela, il s'agit de positionner celui-ci à divers endroits sur les côtés de l'emplacement initial.
En commençant par la droite, l'étudiant va écarter progressivement l'objet de sa position centrale, en le suivant du regard.
Puis il le ramènera par étapes à sa place initiale. Il opérera de même en partant vers la gauche, pour s'arrêter et retenir la localisation de l'objet, une fois la perception différente atteinte.
Refaire plusieurs fois l'exercice hors de la séance permet de parfaire l'entraînement.

- **Déplacement de l'objet et refocalisation**.

Pour rechercher la meilleure focalisation, avec l'aide de l'accompagnateur, l'étudiant va observer ses propres réactions à chaque déplacement de l'objet, sans pour autant le suivre du regard. Dans de très rares cas, l'aide de l'accompagnateur peut être sollicitée.
Il déplacera alors l'objet autant de fois que nécessaire, en déplacement focal ou en latéralité.

- **Observation de l'objet par regard périphérique pour augmenter le champ visuel**

Cet exercice d'élargissement du champ visuel donne aussi de très bons résultats.
En regardant bien en face, l'étudiant essaie de percevoir, sans déplacer son regard, un objet placé tantôt à droite, tantôt à gauche. Ecarter progressivement la position extérieure de l'objet.

- **Retour à la situation frontale**

Regardant l'objet simplement sans aucune tension, laisser monter les sensations qu'elles soient visuelles ou autres.
Répéter chaque exercice chez vous, jusqu'à une perception confortable.
Un des effets directs et immédiats de cette pratique est l'**augmentation de l'acuité visuelle.** Parallèlement, le discernement se développe, permettant une meilleure approche de l'environnement.

Séance n° 6 – La qualité du regard : « on va dessiner » (17/04/05)

Cette séance se fera en deux parties : exercices d'observation de l'objet apporté et exercices de Trataka.
Chacune, ayant porté un objet, va apprendre au cours de plusieurs exercices à observer. Tout en conservant la tête bien droite et en s'aidant de la respiration complète, elle s'appliquera à positionner le regard. Sans forcer, les paupières décontractées peuvent se fermer légèrement de temps en temps. Je conseille pour éviter toute fatigue visuelle de garder les yeux mi-clos. L'objet, pendant les exercices, se situe à environ 1,50 m de l'observateur. Il notera toutes ses observations tant au niveau visuel qu'au niveau du ressenti intérieur. « Et s'il ne se passe rien ? » demande Julie. « On verra ! »
– Il s'agira dans un premier temps de le fixer pendant quelques minutes de manière frontale. L'objet étant devant lui, l'individu le regarde simplement le plus longtemps possible. L'étudiant effectue des fixations alternées avec des périodes de pause puis de fermeture des yeux. Puis, il supprime l'objet et alterne les fixations avec pauses de l'emplacement vide de l'objet. Il note bien ses perceptions durant toutes les phases.
– Dans un deuxième temps, l'objet sera toujours fixe en frontal puis latéralement (le poser à droite puis à gauche) et longitudinalement (le mettre en avant et en arrière) aux limites du cône de perception visuelle avec le regard frontal mobile : la tête ne bouge toujours pas ; seuls les yeux bougent.
– par la suite, l'objet reprend sa place frontale et est tenu d'une main puis de l'autre en fonction du positionnement. Il est mobile en même temps que la main et la tête. L'exercice comporte quelques difficultés d'exécution : la tête et le regard se déplacent très lentement, en suivant l'objet sans à-coups. Le changement de main se fait aussi sans à-coups.
Je distribue des feuilles vierges blanches en demandant de reproduire les différents modèles de Trataka. Il y a trois dessins à réaliser. Et là aussi il faudra fixer simplement, respirer et noter les perceptions tant extérieures qu'intérieures. L'exercice du jour sur les Trataka se découpe en trois observations. A chaque inspiration, imaginer que vous absorbez une énergie particulière et lors de l'expir imaginer sa diffusion dans des zones précises.
Le Trataka 1

- permet de développer la concentration,
- le prâna entre par les yeux dans l'inspir et le sang riche de vitalité est conduit le long du nerf optique dans l'expir,
- c'est un véritable support de conscientisation : regard de soi sur soi.

Le Trataka 2

- participe efficacement à la prise de décision,
- lors de l'inspir, l'énergie solaire pénètre par le point situé entre le front et les yeux (appelé ajna ou troisième œil, il permet une autre vision du monde), puis se diffuse dans tout le corps pendant l'expir,
- outil privilégié de l'implication de soi vers le monde.

Le Trataka 3

- augmente le discernement,
- permet d'inspirer le prâna par ses cinq sens et le redistribuer dans l'expir vers le corps considéré dans sa globalité ou vers certaines de leurs zones qui en ont besoin.

- à utiliser pour distinguer les environnements (l'extérieur, les personnes, le monde, les émotions) favorables ou hostiles à la réalisation de soi.

Observations

Justine a apporté un bracelet très simple. Elle nous devance tous maintenant dans la perception de la séance et elle est celle qui des trois restera le plus longtemps en train de fixer. Julie me présente une de ses propres créations artistiques (représentant sa chanteuse préférée, son idole) – elle « décolle » dans sa perception des séances – qui lui servira de support à l'observation. Carole hésite entre deux objets : le petit coussin rond brodé et un bijou. Son choix s'arrête sur le coussin qui semble avoir une histoire. Après chaque fixation, elle se frotte les yeux.

L'exécution de tous les exercices se fait sans difficultés apparentes dans une belle sérénité régulièrement ponctuée de rires (surtout lors de l'élaboration des dessins).

Les deux jeunes filles s'installent confortablement, allongées à même la moquette, à l'opposé l'une de l'autre pour ne pas être dérangées dans la pratique de leurs exercices.

Je propose à Carole un tabouret pour poser ses objets à portée de regard.

Très riche, cette séance va induire un débat important et passionnant.

Débat première partie

Les perceptions, comme on peut s'en douter, sont variées et différentes pour chacune.

Justine tient maintenant à commencer tous les débats sans se soucier d'un ordre préétabli (explicite ou non) comme auparavant. Elle perçoit en fixant son bracelet un halo périphérique blanc lumineux et presque comme un arc-en-ciel qui demeure même quand on supprime l'objet du champ visuel. Le premier Trataka lui donne l'impression d'un grand trou noir dans lequel elle peut tomber ou entrer. Elle se sent apaisée dans l'observation du Trataka solaire. Il est pour elle et lui sert à augmenter son pouvoir de décision mais aussi à réaliser son état de soleil autonome. Au fur et à mesure, il lui faudra augmenter le point noir du milieu – trop petit pour l'instant. Globalement, Justine a, certes, une capacité à sortir d'elle-même mais elle présente encore beaucoup d'appréhensions.

Julie a perçu la rotation des images périphériques de sa création ainsi que la « sévérité » (sic) de celle du milieu qui semblait lui reprocher quelque chose. Elle n'a pas apprécié car c'est de son idole dont il s'agit. Autour du point noir, elle perçoit une auréole d'abord blanche puis faiblement colorée « comme une éclipse ». De même pour les points noirs du Trataka suivant auxquels il faut ajouter un halo qui entoure progressivement tout l'ensemble du Trataka quand elle fixe son regard sur le point vide. Le troisième dessin ne lui fait aucun effet, dit-elle en insistant beaucoup, un peu dépitée, et bien qu'elle trouve que son dessin ne soit pas bien fait. Mon explication la rassure immédiatement : « c'est le Trataka solaire d'énergie yang. Tu es déjà dedans ce qui signifie que tu prends désormais beaucoup de décisions par toi-même. A ce stade, il s'agit pour toi de ressentir à l'intérieur de toi-même et non par perception visuelle extérieure ». La réalisation de son dessin est particulière : elle a insisté sur le cercle périphérique en le rendant plus épais, confortant indéniablement un intérêt pour les autres mais par abnégation d'elle-même. Cet exercice sera à refaire lors de la dernière séance.

Carole a une perception précise de toutes les observations. Le coussin « se barre[69] » en devenant de plus en plus petit. Les auras sont visibles très vite. Elle m'informe de sa

---

[69] Autrement dit, le cousin s'en va, disparaît.

perception d'ombres, tantôt blanches tantôt sombres, qui apparaissent parfois dans son regard périphérique. La fixation du Trataka de discernement est correctement réalisée et quand je lui en donne, par la suite, la signification elle me demande si elle peut conserver les dessins parce qu'elle en aura besoin. « Bien sûr ! Ce sont vos dessins ».

Débat seconde partie

De l'avis général de toutes : « Pas de deuxième partie » ! Autrement dit, personne ne souhaite se disperser dans des digressions car toutes trois prennent conscience du changement de perception qui s'opère. « Il se passe plein de choses » !

Sortie de séance

Les va-et-vient et les fixations des exercices précédents sont à nouveau sollicités. En effet, chacune reprend son objet de départ et ponctue sa séance par une méditation portant sur celui-ci. L'objectif étant de commencer une communication avec l'objet, je propose néanmoins un choix parmi trois possibilités : revenir avec son objet ou un autre qui soit lui aussi personnel, ou alors avec un objet commun à toutes trois.

COMMUNICATION AVEC L'OBJET

Cette séance particulière de fusion avec l'objet s'appuie sur une totale confiance en soi et ses ressentis. C'est la seule séance où il est demandé à l'étudiant de parler durant toute sa perception extérieure d'abord, puis durant toute sa perception intérieure. Généralement il demeure un instant ne sachant que dire et, de lui-même, trouve l'angle d'accès aux descriptions des informations reçues. Pour ma part, je suis heureuse de partager de tels moments. La surprise ponctuée de petits rires contenus pour ne pas briser le « fil » du contact ; les respirations ralenties pour écouter les sons (parfois de véritables musiques aux dires de certains) ; la voix qui se fait parfois à peine audible et de plus en plus réticente, sont autant de manifestations des premiers voyages intérieurs.

VISUALISATION EXTÉRIEURE

- **Description détaillée de l'objet**

Je n'insiste jamais pour connaître la réalité visuelle de l'étudiant. Elle est néanmoins importante pour lui car elle intervient au moment de dépasser des limites jusque-là acceptées ou d'autres convenances socio-éducatives. Très rapidement, l'étudiant prenant conscience des autres perceptions abrège de lui-même la description détaillée de l'objet pour laisser place à sa perception dite périphérique.

- **Description de la rémanence**

« La couleur de la feuille a changé : de verte elle est devenue toute blanche. Les nervures sont plus visibles qu'avant et je sens qu'elle ne vit presque plus sauf au niveau des nervures qui sont encore plus blanches ». L'étudiante qui me faisait une telle description avait eu beaucoup de difficultés à « voir quelque chose », comme elle disait. Nous avions alors recommencé les exercices de positionnement du regard en déplaçant à plusieurs reprises l'angle d'observation de l'objet : soit en le déplaçant, soit en insistant sur la respiration mais toujours sans effort. Elle avait trouvé son accès brusquement dans la périphérie de son regard puis l'avait recentré très délicatement, avant de l'ajuster davantage. Immédiatement, elle me raconta ses perceptions. Autre surprise : désormais consciente de sa vision différenciée, elle décrivit la disparition des lignes de carrelage, de tous les objets présents autour d'elle et de la surbrillance de son objet. Elle décida d'elle-même de faire des va-et-vient entre la vision normale et la vision différenciée. Au fur et à mesure de

son expérience, elle me décrivit l'afflux d'informations qui lui parvenaient.
La rémanence périphérique ou non des objets est un phénomène naturel d'impression rétinienne. L'intérêt de la percevoir et de la travailler est sans nul doute le développement d'une acuité visuelle particulière. Développer cette autre vision en conscience prépare aussi bien à la vision des auras[70] qu'à la visualisation intérieure.

VISUALISATION INTÉRIEURE

En route donc pour un autre genre de voyage.

- **Yeux mi-clos** : formes-pensées récurrentes ou persistantes ; présences mentales ou effectives dans le champ visuel

Partons, pour commencer, de l'exercice précédent (« observation » de l'objet). Sans forcer ni vouloir à tout prix, les yeux mi-clos, laisser venir les pensées et ne pas les retenir. Si l'étudiant a l'impression de flotter ou de voir l'objet flotter, lui proposer une à trois séries de respirations complètes pour stabiliser son assise. Les descriptions sont très variables mais ne sont en aucun cas dues au hasard. En effet, pour certains, il s'agit déjà de la première entrée en conscience dans le monde des perceptions mentales, qu'elles soient présentes effectivement dans le champ visuel ou situées dans le champ mental. Pendant un exercice que je réalisais avec une étudiante, j'ai pu remarquer dans cette position des yeux la présence près de nous de formes floues et joliment colorées, qui venaient et s'en allaient sans nous déranger.

- **Yeux fermés** : phosphènes ; images mentales ; symboliques

A l'instar du temps de pause nécessaire à l'impression de la pellicule des premiers appareils photographiques, l'exercice suivant se fait en fixant l'objet sans s'arrêter à ce qui est perçu puis en fermant les yeux lentement en attendant la rémanence de l'image. L'observation se fait généralement par le biais de l'impression rétinienne. La perception de phosphènes est immédiate. Il s'agit de les observer ou d'observer les images jusqu'à leur disparition. Beaucoup étudiants tiennent naturellement à signaler les couleurs perçues. Elles sont les simples couleurs complémentaires de

---

70 L'aura est un champ électromagnétique généré par toute matière. Aux yeux du clairvoyant, l'aura humaine apparaît comme une enveloppe lumineuse entourant le corps physique mais aussi les différents corps subtils de l'homme.

celles de l'objet. Ce passage aux couleurs complémentaires est utile pour les étudiants ayant des difficultés de visualisation.
Une étudiante percevait ce différentiel de couleur les yeux fermés mais uniquement pour la lumière du jour et non pour son objet. Je lui proposai alors de prendre une source lumineuse et de refaire l'exercice. N'y parvenant toujours pas, elle me demanda de fermer les rideaux car cela lui semblait plus approprié. En effet, elle put « voir » un très petit phosphène dans le lointain. En répétant plusieurs fois le même exercice dans ces nouvelles conditions, elle augmenta régulièrement sa perception.
Jusqu'à maintenant très peu d'étudiants me proposent d'emblée une visualisation déjà autonome. C'est souvent au début des séances suivantes qu'ils tiennent à me faire partager leurs expériences en solo et leur caractère concluant. La familiarisation d'avec ces outils nouveaux pour la plupart, se fait donc progressivement, au rythme de chacun. Il est inutile de forcer : cela arrive au bon moment, quand votre corps et vous-même êtes prêts.
Le va-et-vient entre le subtil et le dense oriente ce travail. Comment concevoir que l'on puisse accéder à la mémoire ou à l'essence d'une pierre ? Peut-on « entendre » les pierres ? Quel enseignement nous apportent-elles ?
Un fait troublant se produisit durant la méditation de sortie. J'exposai d'emblée à Christelle une phrase qui s'est imposée à moi pendant toute la méditation jusqu'à ce que j'accepte de la retenir et de la noter ultérieurement: « une vie humaine est comme une goutte d'eau dans l'infinité de l'océan de vie d'une pierre ». A l'annonce de la phrase, elle me regarde, perplexe, puis me fait partager son propre ressenti. Une phrase avait également fusé en elle ; elle éprouvait quelques difficultés à comprendre et à décrire le phénomène. « Il y a en toi une infinité de pierres comme moi. Il te suffit de rentrer en toi pour trouver comment communiquer avec moi ». Christelle était en méditation et recevait ce premier message de la pierre jusqu'alors considérée comme matière « inanimée ». Je notai la similitude des termes utilisés et le rapport inversé à l'infini. En fait, il s'agissait d'un énorme corail. J'avais été imprégnée de son univers sous-marin ; Christelle avait quant à elle été imprégnée de sa structure fractale et des multiples mémoires animales qui l'avaient composé.

Séance n° 7 – La communication avec l'objet : un florilège de perceptions (01/05/05)

Après une entrée en matière relativement courte, la séance commence par un exercice de concentration sur l'objet apporté en commun. Ensuite l'observation des ressentis continue avec un corail (objet neutre trouvé sur place). Dans un troisième temps chacune prend ses couleurs pour dessiner un motif au choix (soit Trataka de couleur, soit un dessin personnel).

Observations

Le cercle a été retenu à l'unanimité comme la meilleure disposition du groupe pour cette séance. Par la suite chacune choisira de s'isoler ou de proposer de refaire le cercle en fonction des nécessités rencontrées. Personne ne souhaite s'allonger sur le sol pour observer ou se détendre. La posture zazen est de plus en plus correctement réalisée. L'objet apporté est une boule rouge de noël. Julie a apporté son tableau mais ne l'utilisera pas.

Débat première partie

Le débat technique interviendra tout d'abord après les deux premières fixations.

Carole commence. Pour les deux objets fixés, elle a l'impression que sa vision se dédouble. Concernant le corail, elle perçoit en outre une aura périphérique très nette et des points blancs autour. Tout cela semble bouger.

« Dans » la boule rouge, Julie voit le visage d'une personne âgée dont elle perçoit les rides très nettement ainsi que les yeux qui la regardent. Face au corail, elle perçoit une simple aura colorée avec des petits points noirs comme des petites bêtes qui veulent en sortir et des points blancs qui bougent autour.

Justine n'a pas de ressenti particulier avec la boule rouge ; par contre le corail communique davantage. Elle regarde son environnement antérieur composé d'autres coraux, de petits poissons multicolores, d'algues … etc. C'est si fascinant qu'elle n'en détache pas les yeux.

Le second temps de débat technique est tout aussi intéressant. Justine demande à sa mère de commencer le débat. Carole raconte son observation des dessins qu'elle a réalisés. Son ensemble de cercles concentriques dont les couleurs se touchent comme un arc-en-ciel circulaire et son autre ensemble de points diversement colorés ne provoquent pour elle rien de spécial si ce n'est le dédoublement de leurs contours. Je lui propose de refaire les exercices avec les mêmes dessins mais cette fois sans ses lunettes. Pendant ce temps, Julie expose ce qu'elle a visualisé à partir de son premier dessin : un rond bleu (sa planète préférée Neptune). Elle l'a bien visualisée mais l'a vue filer très vite et s'éloigner d'elle avec une aura et une queue jaune comme celle d'une comète. J'explique que c'est elle qui est revenue à toute vitesse de sa visite à Neptune. L'autre dessin rappelle le symbole égyptien de l'œil dans le triangle (ici pyramide en perspective) entouré de beaucoup de chaînes. Elle n'a aucune interprétation ni aucun ressenti, une fois le dessin achevé - dessin qu'elle a mis beaucoup de temps à peaufiner. Elle avait ça à exprimer. Justine est elle aussi partie à la rencontre d'une planète : Mars (dieu de la guerre et de la combativité). Elle n'a pas peur de l'adversité et n'hésite pas à foncer dans la bataille. Des barreaux rouges et un citron jaune derrière : c'est ce qu'on pourrait comprendre a priori en regardant le dessin que Justine essaie de rectifier. Elle explique que c'est un soleil ou plutôt une grande énergie en boule emprisonnée. Lors de sa fixation, la sphère sort de derrière les barreaux et occupe le premier plan du dessin ; les barreaux ont disparu. C'est un exercice de visualisation très intéressant pour la libération des énergies solaires. Carole ayant terminé sa fixation sans ses lunettes nous fait partager la différence : une coloration violette entoure les dessins et tout ce qu'elle voit, même quand elle interrompt l'exercice. C'est à mon sens une ouverture du chakra coronal dont la coloration violette enveloppe sa propre aura. Elle voit momentanément son environnement extérieur, à partir de l'intérieur de son propre prisme violet.

Débat seconde partie
Cette partie du débat s'est confondue avec la précédente. On notera l'importance du regard de l'autre pour Carole, le désir de voyager de tout le monde, les solutions envisagées, les apartés des deux filles et mes remerciements pour ces partages exceptionnels.

Sortie de séance
Le protocole se déroule sans difficulté. Tout le monde a fini, sauf Julie qui sursaute en entendant sa sœur parler. La séance a été trop courte pour Julie : « c'est déjà fini ? » ; elle se sent toute bizarre et pas encore bien rentrée en elle-même.

CREATION DU LABORATOIRE

➢ *Naissons à notre vie*

La faculté d'imaginer appartient à l'humain. Il sait fermer les yeux et créer mentalement un environnement mobile. Aussi, c'est à cette capacité créative que je me réfère pour créer le laboratoire. La technique du laboratoire me fut enseignée il y a quelques années par une thérapeute conférencière, lors d'un stage sur les ondes alpha. Elle ne me révéla sa pleine potentialité qu'une décennie plus tard. Désormais, avec toute la liberté de créer, acquise depuis mes premières expérimentations, je conserve l'essentiel du protocole et en généralise la finalité.

PROTOCOLE

- **Respiration consciente**

S'appuyant sur la mise en rythme cérébral alpha[71], la création du laboratoire requiert une préparation à la visualisation. L'étudiant entraîné antérieurement à cet exercice va, en s'accompagnant du souffle, rejoindre cet état et construire son propre laboratoire. Il commence par les respirations conscientes qui sont celles qu'il aura apprises pour la relaxation yogique. Une fois le corps et le mental mis complètement au repos, l'exercice proprement dit peut démarrer.

Imaginer le support le plus adéquat pour une démarche d'intériorisation. Personnellement, je visualise l'entrée en soi comme le passage par une succession de couches concentriques. Les marches d'escalier qu'on

---

[71] Le cerveau émet habituellement quatre types d'ondes : les ondes alpha propres au sujet éveillé, au repos, les yeux fermés (chez la plupart des sujets) ; les ondes bêta qui apparaissent habituellement chez un sujet dont le système nerveux est en activité ; les ondes thêta enregistrées chez les enfants et les adultes en état de stress émotionnel, mais aussi chez les individus en sommeil léger ou plongés en sommeil hypnotique ou encore en phase d'insensibilité à la douleur ; les ondes delta perçues lorsque le sujet est en état de sommeil profond, voire de coma ou d'état proche de la mort physique.

A l'état alpha, les ondes cérébrales se ralentissent (par rapport à l'état bêta) ; les deux hémisphères du cerveau (compréhension analytique, réflexion / perception intuitive, créative et globale) parviennent à fonctionner ensemble dans une harmonie parfaite (alors que dans l'état bêta, l'un des deux hémisphères est généralement dominant).

En cet état alpha, nous pouvons notamment mieux gérer nos stress et nos émotions. Par un entraînement spécifique, il est possible de parvenir au stade alpha, le plus profond, yeux fermés ou non, sans céder à l'endormissement. En plein contrôle sur ses organes physiques, ses sens, ses émotions, son mental et son intuition, il est alors possible de se transformer fondamentalement dans le sens désiré.

descend[72] semblent paniquer certaines personnes qui conçoivent difficilement qu'on ait accès en soi en descendant, mais elles demeurent un excellent support. Une étudiante proposa un système de scanner qui apparemment lui convenait tout à fait. Compter de dix à un en franchissant chacune des étapes, au rythme d'une respiration complète par étape. Pénétrer dans un sas, avec la conscience de se débarrasser de toutes les scories physiques et mentales. Prendre le temps[73] de profiter de cet espace de purification privilégié pour se préparer à pénétrer le lieu sacré, le temple intérieur, le « saint des saints », le laboratoire de notre pouvoir créateur.
Le protocole élaboré permet d'accéder en conscience à un lieu personnalisé de liberté créatrice. La modification (ou la personnification plus directe ou plus longue) de ce protocole s'opère parfois en fonction des personnalités et ne change en rien sa symbolique.

- **Visualisation spontanée**

De rares étudiants ont fait l'expérience de la vision spontanée. Voici celle que je fis lors de la découverte de cet outil : « Je vis au loin une vaste prairie entourée de montagnes très hautes mais protectrices. Dans la prairie s'ébattaient des taureaux et des vaches en bonne santé ; à l'époque, j'avais peur de ces bêtes ; pourtant je me dirigeai vers elles sans aucune appréhension. Toute peur avait disparu. Au contraire, je les admirai. En m'avançant, je remarquai qu'un des taureaux montait bravement une vache ; je les contournai et poursuivis ma route vers le centre du paysage. Je me retrouvai immédiatement devant une des montagnes, prête à y pénétrer. Elle avait surgi dans ma conscience au centre du tableau. J'entrai et ce fut le noir. Alors, me raccrochant à la voix lointaine de l'accompagnateur, j'allumai le lieu et y construisis mon laboratoire ».

- **Visualisation volontaire**

La sortie du sas termine la guidance de l'accompagnateur. Il appartient à chacun de construire son laboratoire. Pour commencer, imaginer simplement ce qui vous ferait plaisir pour vous sentir bien dans un lieu nouveau. Puis, décider des améliorations successives. Devenir son propre architecte et décorateur d'intérieur. Du jardin secret à la tour d'ivoire en passant par des cathédrales, le choix est infini. Une fois lancée

---

72 Par un simple changement de convention, on peut tout aussi bien monter cet escalier!

73 Au moins dix pulsations cardiaques. En cet espace privilégié, certains peuvent, s'ils s'en souviennent, faire des respirations complètes, faire des mudras et se déchausser symboliquement.

l'imagination de certains s'emballe. Se mettre alors dans l'attitude du méditant, ou de la confiance en soi, au centre de la pièce et observer le fruit de votre imagination : la créativité à l'ouvrage ! Ardha-Matsyendrâsana[74] est tout indiqué pour cette étape. Cette posture développe la confiance en soi dans la réceptivité des énergies mobilisées, qu'elles proviennent de l'intérieur ou qu'elles arrivent de l'extérieur.

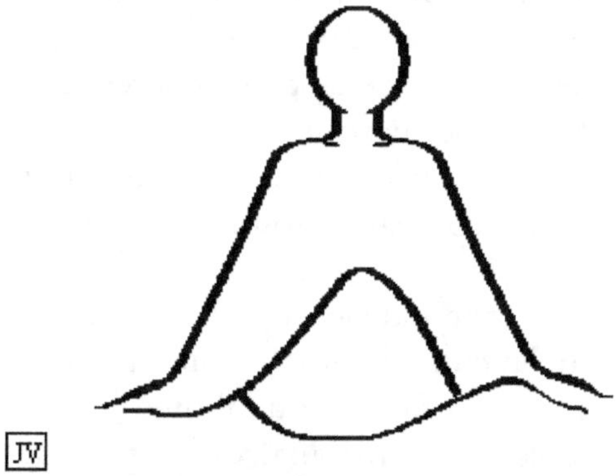

n° 10 **Ardha-Matsyendrâsana**

- **Sortie**

Quand on se sent bien quelque part, on souhaite généralement ne pas en sortir. Toutefois, il est parfois nécessaire voire vital d'accepter les rappels de notre réalité ordinaire. La maîtrise de la sortie demande une attention particulière qui permet successivement l'observation du laboratoire créé, sa mémorisation, le passage en sens inverse par le sas, le contrôle de la respiration pour retrouver son calme émotionnel, le compte à rebours de un à dix…

AMÉNAGEMENT

- **Liberté de construction**

« La pièce était dans l'obscurité. Tu ne disais rien ou je ne t'entendais plus. Alors, j'ai regardé autour de moi ; j'ai mis un peu de lumière; pas trop car j'aime les ambiances tamisées. J'ai visualisé un gros fauteuil et je me suis assise confortablement ». Claudia était contente de me raconter la construction de son laboratoire. En commençant l'exercice, elle n'y croyait pas du tout et semblait vouloir davantage, me faire plaisir plutôt

[74] En tant que posture favorisant la confiance en soi

qu'être réellement décidée à le construire. Quelques mois s'étaient écoulés quand elle m'apprit que son laboratoire avait bien changé depuis la dernière fois et qu'elle prenait maintenant un réel plaisir dans son aménagement. « Il ressemble à une cathédrale » me précisa-t-elle. Surprise, je rétorquai : « est-ce bien nécessaire ? ». Il semblait que oui car, depuis, elle avait décidé de s'ouvrir à sa spiritualité. Je ne donne volontairement aucune indication quant à l'aménagement du laboratoire ni à sa pérennité. Il demeure un lieu de totale liberté. Certains ont donc tendance à l'imaginer très grand dès le départ ; d'autres se contentent de peu. Mais dans tous les cas observés à ce jour, je constate que l'imagination – qu'elle soit excessive ou contenue – crée des espaces merveilleux qui en toute liberté s'organisent petit à petit. En rajoutant ou en enlevant des éléments de décoration ou de fonctionnement, l'étudiant adapte progressivement son laboratoire vers un équilibre d'efficacité. Une fois le temps d'explosion créative passé, il revient à des objectifs plus concrets et sélectionne judicieusement son mobilier et ses outils. A mes débuts, sans qu'aucune indication ne me fût donnée par mon accompagnateur quant à la finalité du laboratoire – et alors que j'avais une préférence pour les objets artisanaux et « ethniques » – je perçus une grosse boîte métallique d'un design moderne très particulier qui pendait du plafond au centre de l'œuf entièrement vitré. Bien que ce ne fût pas du tout mon style, j'acceptai et continuai à explorer ce nouvel environnement. Comme une véritable boite à outils, apparemment vide, j'eus conscience que le meuble central recélait tout ce qui aurait pu être nécessaire quand j'en aurais besoin. Il suffirait de le regarder avec une demande pour le voir disparaître et à sa place voir apparaître l'outil approprié. Sous ce plafonnier original, je remarquai une grande table basse en pierre recouverte d'une plaque métallique blanche dont je ne saisissais pas l'utilité. Deux présences différemment colorées attendaient de part et d'autre de l'accès au sas. Quand je remarquai leur présence, elles avancèrent simplement comme pour se présenter et se placèrent à chaque extrémité de la table. Etaient-ce des assistants ou des polarités personnifiées? Les deux à la fois et peut-être plus à venir ! Cette expérience vécue lors de la création de mon propre laboratoire m'indiqua que, déjà à l'époque, j'avais beaucoup d'imagination. Jusqu'à ce que j'en prenne conscience, elle resta largement sous-utilisée.

- **Mobilier**

Je conseillerais aux personnes qui ne savent pas exciter leur imaginaire, de meubler leur laboratoire comme elles meubleraient une pièce de leur maison. Cette pièce aurait pour seule fonction de permettre de s'isoler et

de se retrouver dans les activités individuelles qu'on aime ou qu'on aimerait avoir. J'insiste sur le caractère individuel de ces activités. Un laboratoire est en effet un espace qui grâce aux outils dont il est pourvu, peut permettre éventuellement à son utilisateur de rejoindre les autres dans des dimensions différentes mais non de les y amener.
Certaines personnes entrent dans un laboratoire déjà éclairé et parfois même déjà meublé. Elles peuvent y faire une sorte d'inventaire et ne conserver que ce qu'elles estiment nécessaire. Si elles ont des difficultés à choisir et que le mobilier semble trop agressif, en faisant l'inventaire elles peuvent tout à fait ranger le mobilier superflu ou indésirable dans une boîte pour une utilisation ou un aménagement ultérieurs.
Dans les autres cas, éclairer selon son goût et prendre la posture de méditation Ardha-Matsyendrâsana. Faire des séries de respirations complètes et noter toute information qui se présente.
Imaginer d'abord la forme ou la densité du laboratoire : cubique, ovoïde, prismatique, alvéolaire (comme une grotte, une ruche), léger comme une bulle en suspension dans l'eau ou dans l'air. Les parois de cet espace pourront être peintes dans la ou les couleurs de son choix y compris le blanc, le transparent et les couleurs complexes – irisé, nacré, chatoyant, fluorescent, en relief – puis déposer au centre de la pièce l'objet indispensable à notre bonheur. Attendre la prochaine fois pour compléter la décoration en la reprenant à partir de là où vous l'aurez laissée. Terminer par une série de respirations complètes.

- **Exploration multidimensionnelle**

Créer ou voir tout simplement se manifester des objets dans son laboratoire est une expérience exceptionnelle de confiance en soi.
La maîtrise de cet outil conduit naturellement à des raccourcis dans la procédure globale mais aussi à une contraction non négligeable des espaces-temps. Comme dans les rêves, il offre la possibilité de se déplacer à la vitesse de la pensée. Allongée sur son lit d'hôpital, Franceline insistait : « je n'ai plus beaucoup de temps, Joëlle : apprends-moi à méditer ! » Devant l'urgence et la soudaineté de la demande, je restai un instant abasourdie. Comment pouvais-je trouver les raccourcis qui me permettraient d'exprimer et de proposer l'expérimentation simultanément ? Je m'assis le plus près possible d'elle et lui pris les mains. Je lançai pour détendre un peu l'atmosphère : « Attention : le voyage commence ! ». Elle acquiesça dans un timide sourire et lâcha mes mains – sans doute pour plus de confort. J'opérai un transfert de ma conscience immédiat dans mon laboratoire. Jamais, il ne m'était apparu aussi vite. « Vas-y, je suis prête ! Que veux-tu faire ? » demandai-je. « Ca y

est, je vole déjà… mais j'ai l'impression que je peux me renverser ; que dois-je faire pour voler droit ? » dit-elle comme essoufflée d'avoir trop couru. Je lui indiquai la technique de respiration consciente et elle l'enregistra parfaitement. Franceline était cassée de partout et surtout au niveau de côtes et du bassin. Je redoutais de la faire souffrir par des exercices de respiration, mais elle les faisait les yeux fermés, le visage détendu, avec la même facilité qu'un yogi. Entre deux exercices, je lui montrai, assise sur une chaise, la posture de confiance en soi – Ardha-Matsyendrâsana – qu'elle pouvait prendre par visualisation. Je lui indiquai que la posture qu'elle aurait mentalement, même si elle était différente, conviendrait aussi. Elle parvint progressivement à stabiliser son vol. Elle me confia ses sensations de planer, de filer à toute vitesse ; elle me précisa les distances parcourues et me décrivit les paysages rencontrés. « Ils ne voudront pas me croire et penseront que je suis folle ou que c'est l'effet des médicaments ! » chuchotait-elle en souriant. Effectivement, la morphine qu'on lui administrait contre la douleur altérait sans nul doute ses facultés de penser mais à cet instant précis je savais qu'elle volait, libre et heureuse. « Maintenant, je veux voir ma fille ! ». Sa demande avait claqué net. Je devinai déjà son intention ultérieure et voulus la mettre en garde contre ce qui m'était consciemment inconnu : la quantité d'énergie mobilisable pour le passage et la communication post-mortem. Je craignais que cette démarche n'épuise définitivement Franceline. Quelques années plus tôt, Martine, la première à avoir expérimenté la **DPR** après moi-même, m'avait exprimé la même demande. A l'époque, il s'agissait d'un contact post-mortem d'une mère avec son enfant décédé. Martine était en pleine santé donc rétrospectivement les risques m'avaient semblé moindres. Je m'apprêtais à en faire part à Franceline. Devant son regard déterminé, je lui répondis : « on y va ! ». Respiration, visualisation de la posture, pensée **DPR** alignée, Franceline m'épatait. Elle se redressa brusquement sur son séant, les mains tendues vers l'avant « je la vois, je la touche : que c'est bon ! ». La réalisation avait été immédiate. Elle lui donnait tous les petits noms habituels si tendres et porteurs de son amour pour sa fille. J'en étais bouleversée. « Pourra-t-elle me voir ? » demanda-t-elle d'une petite voix. L'énergie de l'amour est très puissante. Elle se recoucha enfin, me remercia et souhaita que je la laisse. Elle voulait se reposer maintenant. En retournant vers la voiture, je ne me sentais pas fatiguée mais curieusement, à l'intérieur du véhicule, soudain très lasse je ne pus retenir mes larmes. Je savais qu'elle s'en irait dans peu de jours. J'appris par son mari que l'analyse faite par le médecin après son décès qui eut lieu deux jours plus tard révéla une absence de potassium dans le sang. Il en était surpris mais moi non car de l'avis du médecin : « seuls les yogis ont cette faculté de mourir en vidant aussi rapidement leur sang de leur potassium ». Deux jours après sa mort, sa fille âgée de onze ans téléphona en pleine nuit à son père. « Papa je viens de voir maman, c'est bien elle et je n'ai pas rêvé… Je ne dormais pas… J'aurais presque pu la toucher… C'est comme si elle était vivante devant moi… Elle va bien… Elle est très belle… Elle m'a souri et m'a parlé et elle m'a dit qu'elle m'aime ». Merci Franceline.

FINALITÉ

- **Spirituelle**

Beaucoup de personnes de mon entourage ont conscience de l'existence immatérielle des êtres ; elles en ont fait généralement l'expérience lors du décès d'un être cher. Celui-ci revenait les rassurer et leur promettait de continuer à les aider ou les protéger. Leur présence se faisait sentir en rêve mais parfois aussi en pleine conscience, alors que les personnes sont totalement éveillées. L'apparition peut être cyclique, ponctuelle ou elle peut durer un laps de temps plus long. Ce fut le cas du mari d'Amie Colette-Thérèse dont la durée des apparitions répétées fut exceptionnelle. Il était mort brusquement, la laissant seule avec ses quatre enfants dont deux garçons encore très jeunes. Absente au moment du décès et dans la douleur de l'avoir perdu, elle regrettait de n'avoir pu lui dire adieu. Pendant les mois qui suivirent son décès, Amie reçu tous les soirs sa visite. Au moment du coucher, il était là debout près de la porte, puis s'avançait doucement sans doute pour ne pas l'effrayer. Il la regardait, rassurant et l'écoutait parler de sa colère, de sa douleur, de ses difficultés, de leurs projets avortés, de son injustice à lui de l'avoir quittée, de son amour, …, jusqu'à ce qu'elle s'endorme. Un beau jour, quand elle se sentit suffisamment forte, elle lui dit adieu et il s'en alla.
L'acceptation de plus en plus avérée des NDE[75] s'explique par une succession de séquences que l'on retrouve dans tous les témoignages. Cet enchaînement, à quelques variantes près, est immuable quel que soit l'individu, même s'il n'en a jamais entendu parler. L'expérience est si forte qu'elle redéfinit radicalement la compréhension de l'incarnation de ceux qui l'ont vécue. Ces personnes aussi ont fait l'expérience de l'existence immatérielle. Le « Je pense donc je suis »[76] prend une réalité plus profonde : celle de l'existence et de l'autonomie relative de l'habitant du corps physique. J'encourage les étudiants à s'ouvrir à leur propre

[75] Near Death Experiences: Expériences de Mort Rapprochée.
[76] Cogito ergo sum (DESCARTES).

ressenti et j'apprends d'eux des connaissances, des savoirs et des raccourcis ramenés de leurs propres voyages intérieurs. Une étudiante me décrivit un système de protection qu'elle avait ramené alors qu'au cours de différentes séances elle me l'avait réclamé sans que jamais je n'y donne suite.

Une amie me raconta un rêve qu'elle qualifiait de cauchemar. Elle voyait sa grand-mère décédée au milieu de gens en souffrance et cela lui était insupportable. Je lui conseillai de lui allumer une bougie en remerciement et d'apprendre ou de réapprendre à utiliser son si beau laboratoire alvéolaire. Sa grand-mère lui avait tout simplement indiqué que c'était possible de la contacter. L'aspect cauchemardesque n'était que le fruit des propres peurs de mon amie. Le dépassement de ses peurs lui permettrait dorénavant d'explorer sérieusement ses propres dimensions immatérielles et d'aller de l'avant résolument en elle-même… Elle put par la suite recevoir en simultané les messages d'au revoir d'autres membres de sa famille alors qu'elle se trouvait très éloignée géographiquement d'eux.

Par ailleurs, l'expérience d'accompagnement d'Eva illustre parfaitement l'approche de sa propre spiritualité – vécue mais non encore intégrée.

Jusqu'alors, je n'avais jamais dérogé au principe de non-interférence délibérée de ma méditation avec celle de mon étudiant. Parallèlement à lui, j'entre alors en méditation profonde et dynamique. Il m'arrive néanmoins de recueillir, ainsi, quelques indications sur la marche à suivre avec l'étudiant concerné.

Au cours d'une séance particulièrement délicate à cause de la force des peurs qui remontaient, convaincue que le jeu en valait la chandelle, je décide pour la première fois de renforcer l'accompagnement par une fusion énergétique avec Eva.

La méditation dynamique en fusion s'avère laborieuse. Je passe par diverses techniques déjà rodées pour enfin retenir, plus simplement, la visualisation. Une faible lueur très éloignée est enfin perçue. Faute de mieux, je m'y accroche. J'ai l'impression qu'il va me falloir presque pousser un 747 freiné ! Je m'entends répéter mentalement, à plusieurs reprises : « allez Eva, allez, décolle, on y est presque ! ». A la vision de la faible lumière vacillante se superpose une plus grande. Aussitôt, elle se colore et grossit progressivement en une belle flamme violette dansante. La couleur est uniforme, stable et très vive. Brusquement la totalité de mon champ visuel est submergée par la couleur violette toujours d'une parfaite stabilité. L'impression est formidable et indescriptible. Je me dis simplement : « ça y est » ! Au même moment, j'entends un gros soupir d'émotion difficilement contenue. Les larmes aux yeux, Eva entre dans

de longues explications, puis éclate en sanglots. Sans qu'elle n'ait mal, elle a néanmoins l'impression qu'on vient de lui assener un grand coup sur le sommet de la tête. En outre, elle perçoit autour d'elle une très forte odeur d'encens. Cette odeur signifie, selon moi, que la connexion d'avec son ou ses anges (ou guides) est établie. Pour sa part, Eva l'interprète comme le souvenir de l'église où ont été baptisés ses enfants. Pour elle, le subtil (ici l'odeur de l'encens) n'a de réalité que s'il est relié au concret matériel.
L'interprétation de chaque chose, y compris les ressentis non courants, dépend de l'entendement de chacun. Pour comprendre un ressenti notre cerveau fonctionne par analogie et nous propose généralement un contexte émotionnel similaire. De réels amalgames à la spiritualité ou à la religion peuvent en découler.
Il me plaît souvent, quand j'aspire à une sérénité intérieure, quel que soit le lieu, de rentrer solennellement dans mon temple intérieur et d'y pratiquer, dans la posture mentale que j'affectionne le plus, mes plus belles méditations.
« Ces voyages valent tout l'or du monde et nulle agence n'en propose la destination » aime à dire mon mari.

- **Thérapeutique**

Lieu de relaxation, de ressourcement, de convalescence, le laboratoire apporte sur le plan physique des outils supplémentaires de bien-être et de soin. Si on joint une musique appropriée à ce type de méditation, la relaxation sera approfondie.
Lors des convalescences, une attention particulière est portée au calme extérieur du lieu. Je propose d'y adjoindre le calme et la paix intérieurs par cette technique facile à mettre en place qui ne demande aucune installation supplémentaire sinon celle qu'on peut faire en soi.
J'écoutais un jeune enfant qui racontait comment il était venu à bout de sa maladie en s'imaginant dans son vaisseau spatial mitraillant les ennemis de sa santé, les éliminant à tour de rôle dans un beau feu d'artifice. Il avait construit spontanément un « labo » volant parfaitement équipé, conçu dans le mode défense – lui-même en étant le pilote. Il dirigeait avec précision, dans une autre dimension les flux d'énergie, tels des lasers, vers les parties malades de sa petite personne. Cet enfant que je ne connaissais pas jusqu'alors m'indiquait avec ses propres mots l'efficacité de son laboratoire et sa facilité de conception ; elles se fondaient en son imaginaire.

- **Créative**

Atelier ante-créatif, le laboratoire est un accès direct à notre imaginaire. Il ne s'agit pas de croire que tout est possible mais bien de penser que cela l'est. La différence est de taille. En effet, contrairement à la pensée, la croyance introduit un a priori historiquement daté engendré ou accepté par notre émotionnel. La croyance appartient au plan des émotions, alors que la pensée relève du plan mental. En ce sens, cette dernière offre un accès au monde de la connaissance et de l'organisation de la conscience. C'est sa maîtrise qui permet le déchiffrage des croyances, de leur pouvoir et de leur dépassement. A son tour, la vacuité confère à celui qui la maîtrise le recul nécessaire à la compréhension de la pensée et de la puissance de ses énergies.
Quel que soit le domaine considéré, force est de constater que le Précurseur dépasse successivement, pour aller vers un absolu, le plan établi (émotionnel) des ressentis ou le plan (mental) des idées. Leur dépassement, une fois exprimé, devient libératoire pour lui d'abord, pour les autres ensuite. Dans son état de créateur ou de monopolisateur d'énergies à organiser, l'étudiant transcende progressivement ou simultanément ses propres croyances et ses propres canons de pensée.
Installée confortablement au centre de mon laboratoire dans la posture Ardha-Matsyendrâsana, je vous écris. Cette posture développe l'accès aux énergies personnelles emmagasinées en chacun et accueille celles venant de l'extérieur par l'activation, via la respiration, des canaux subtils de réception.
Qui pourrait croire que des cathédrales se construisent à l'intérieur de certaines personnes, que l'activation et le rayonnement de ces lieux génèrent tout simplement du bonheur ? Et pourtant…

Séance n° 8 – Le laboratoire : le voyage chamanique (08/05/05)

Tout le monde est à l'heure mais il y a un ensemble de chaises et de tables à transporter en vue d'un déjeuner champêtre après la séance. Nous prenons donc un peu de retard. Les adolescentes sont excitées par la perspective de cette fête.
L'exercice du laboratoire s'annonce néanmoins sous les meilleurs auspices. J'explique au préalable toute la démarche à suivre puis je les laisse explorer toute leur capacité mentale créatrice.

Observations

Aucune question relative à la compréhension de l'outil n'est posée. Je constate alors que leur excitation vient de la perspective de partir à la rencontre de leur imaginaire : « On peut vraiment imaginer ce que l'on veut ? » ; « Ce sera donc quelque chose de merveilleux » ! Julie est la première à finir (10 minutes) et demeure allongée en attendant les autres. J'interromps l'exercice au bout de trente minutes, au grand regret de Justine.

Débat
Julie, la première à avoir terminé son exercice, commencera le débat en relatant ce qui pour moi dans un premier temps est un kaléidoscope onirique. Les diverses étapes d'entrée en alpha sont soit court-circuitées soit placées à des moments aléatoires, comme pour répondre à un oubli inopiné. Je renonce à le commenter immédiatement. Justine raconte un fabuleux conte de fée mais est légèrement frustrée par l'emballement de son imaginaire qui l'oriente vers des visions difficiles à comprendre. Carole est la seule à suivre à la lettre le protocole et s'ouvre une fois encore à la richesse de sa propre réalité intérieure.

Interprétation
Remettant volontairement l'interprétation du voyage dirigé de Julie à plus tard, je commence par celui de Justine. Le souci de faire comme il faut, doublé de la satisfaction d'y être arrivé, demeure soumis au jugement d'autrui – ici de la foule qui applaudit. L'ouverture dans l'imaginaire est d'emblée exprimée par l'ouverture automatique des portes du sas. Bien que très enjolivés, les principes mâle et femelle ou yin et yang qui suivent sont clairement appréhendés dans les personnages du roi et de la reine. La fusion de cette complémentarité ou de cette dualité dans le prince donne à Julie l'expression de sa propre perfection. Le rejet de tout compromis ou de toute imperfection peut apparaître comme un handicap qu'il conviendra de relativiser et de surveiller. Un antagonisme récurrent apparaît dans tout le rêve éveillé ; il porte d'une part sur une richesse intérieure consciente et d'autre part sur une ignorance totale de son rayonnement. Cela peut se traduire par : « Personne ne sait qui je suis vraiment, sauf moi. Et ma réalité est trop quelconque pour je me donne la peine d'être reconnue pour ce que je suis ». Justine a quant à elle exprimé un imaginaire actif et créatif ainsi qu'une volonté de contrôler toute aussi active et créative. Toutefois, elle devrait toujours se rappeler d'aller à l'essentiel. En effet, les portes de notre imaginaire peuvent se fermer, pour peu qu'on lui enlève sa liberté.
Carole réalise parfaitement son entrée en alpha et préfère ne pas communiquer d'informations sur son ressenti. Par l'écoute du récit et de l'interprétation de son voyage intérieur, je dénote chez elle une propension à se rendre à l'essentiel, ici, dans ce cadre. La quête d'une spiritualité consciente et comprise est énoncée dès le début. La notion de spiritualité, comme élément donné de l'extérieur, demeure néanmoins. Je considère que notre imaginaire, notre paradis et notre référence spirituelle nous appartiennent. A nous d'en faire notre réalité indépendamment des critères et références établis.
Sans reprocher à Julie le fait qu'elle n'ait pas suivi le protocole, **je lui parle de son entrée directe dans son imaginaire et souligne alors l'inutilité du protocole dans un tel contexte**. Elle nous propose un véritable voyage chamanique d'une très grande maîtrise. Le choix de son animal totem (un condor ou un oiseau de cette envergure) lui permet une extrême mobilité et des perceptions ou des accès à des mondes tant familiers que non familiers – le passage se faisant simplement en traversant les nuages. Son retour exécuté – comme l'était son entrée – de façon apparemment anarchique peut néanmoins relever d'une certaine cohésion.

Sortie de séance
Véritablement impressionnée par les prestations de ces jeunes femmes, je leur fais partager mon admiration et les encourage à « extérioriser » toutes leurs potentialités. Puis je rassure Carole sur la communication qu'elle souhaite établir avec ses filles et je

l'encourage à être simplement patiente (car elles l'ont en effet choisie). J'enchaîne alors sur la méditation finale.

TROISIEME PARTIE : LA DYNAMIQUE CREATIVE

- **Choix personnel d'une phrase**
- **Activation de la phrase**
- **Création d'une phrase DPR**
- **La récapitulation et le lâcher prise**

Prière
« Donne-moi la parole qui chante dans le cœur des plus humbles.
Livre-moi le secret du sage muet, aveugle et sourd, d'avoir trop dit, trop vu, trop entendu.
Permets que par mon nom s'exprime l'indicible ;
Que par mon regard se dévoile l'invisible ;
Que par mes perceptions rétablies s'éclaire l'insondable.
Restaure la pensée libre en moi : qu'elle parvienne à rejoindre celle de mes appartenances de sang, de race, d'humanité, de vie.
Garde mon âme, non tachée, non violée des histoires de mon corps, agrandie de moi sur le chemin qui me guide vers l'éternité ».
Joëlle VERDOL

MEDITATION SUR LA PHRASE

–VERS L'EXPRESSION DE SOI–

Après avoir développé ce que j'appelle notre potentialité créative, c'est-à-dire l'ensemble des conditions physiques, personnelles externes et internes, favorables à la mobilisation des énergies créatrices, abordons dans cette étape de la méthode **DPR**, l'expression de notre « cré-activité », autrement dit de activité créatrice. Il va de soi que les modes d'expression de notre créativité sont multiples et que, pour l'efficacité et la facilité de mise en œuvre de la méthode **DPR,** nous en développerons la forme la plus courante ou familière qu'est la phrase ou l'émission vocale. Qu'elle soit parlée, chantée ou pensée, cette forme nous donne un accès, a posteriori, à l'univers pré-créatif de notre pensée. Remontons courageusement le fil de notre pensée. Quelques outils de construction, tant dans sa mise en forme écrite que verbale, seront donc nécessaires pour appréhender de façon rétrospective la pensée créatrice.
Nous partirons de ce que nous connaissons tous – la phrase – pour progressivement en redécouvrir la portée vibratoire, pour en redécouvrir les utilisations et accéder ainsi à l'intention première : la pensée. Réapprendre à canaliser les énergies émotionnelles par la parole et à retranscrire la pensée directe constitue, comme la mobilisation corporelle globale (souffle, postures dynamiques, perceptions et émissions-créations élargies), une pierre d'angle de la méthode **DPR**.
Il ne tient qu'à nous, via la méthode **DPR**, d'expérimenter par nous-mêmes d'autres dimensions ou expressions de notre créativité.

CHOIX PERSONNEL D'UNE PHRASE

Il s'agit ici, aussi et surtout, de travailler notre posture mentale. Longuement préparée lors des séances antérieures, celle-ci est disposée à sa propre expression et expansion. Pour certains étudiants, le sentiment d'être déjà prêts à créer leur propre phrase prévaut sur la recherche d'une phrase d'affinité[77]. Seulement un tel sentiment n'est dû qu'au travail mené jusqu'alors – la patience étant de rigueur. Quand l'étudiant persiste, il faut le suivre car c'est sa séance !

Le travail préliminaire de choix d'une phrase, en tant que vecteur d'informations plurielles, nous permet d'en développer une analyse et un ressenti précis. La valeur énergétique des mots et de leur combinaison sera fonction de notre entendement, de nos croyances, de nos éducations et surtout de notre émotionnel. Ils pourront perdre leur attribution informative pour devenir, lors de traumatismes émotionnels, de véritables bombes phoniques à retardement[78]. En nous réconciliant avec les mots, nous apprenons à les désamorcer, à utiliser leur énergie libérée et nous avançons dans l'expression de notre propre potentiel mental.

MODE DE SÉLECTION SELON SA PROPRE SENSIBILITÉ

- **syntaxe**

La phrase retenue sera à la fois :

– Courte : maximum trois propositions

– Complète : sujet verbe complément

Chantée ou simplement parlée, l'étudiant devra pouvoir la répéter en boucle.

- **Thème**

J'aime m'entourer de belles phrases car j'ai constaté qu'elles avaient une influence sur moi, selon le thème qu'elles abordaient. Pendant longtemps j'ai eu recours à elles pour m'apaiser, m'encourager ou extérioriser ce que

---

77 La phrase d'affinité émane d'un autre et est retenue pour ses affinités avec le projet de celui qui l'a choisie.

78 Si la valeur phonique d'un mot n'a pas été désamorcée mais qu'elle excède notre capacité de résistance, le simple fait d'entendre ce mot, dans un contexte déterminé, peut provoquer notre implosion.

j'avais en moi et que n'arrivais pas à exprimer. Adolescente, j'écrivais des citations sur la porte de ma chambre et c'était comme si je me projetais aux autres membres de ma famille dont je pensais être incomprise. Cette habitude s'est transformée : maintenant, les citations s'affichent au même titre que les tableaux sur les murs intérieurs de ma maison. J'ai constaté alors que les personnes qui me rendent visite s'arrêtent volontiers pour les lire et m'en demandent des copies. Les bienfaits qu'elles me procurent sont vraiment sensibles.
Une belle phrase, comme un beau tableau, dépend de celui qui l'a produite mais aussi de celui qui l'observe. Je ne donne aucun exemple de phrase aux étudiants **DPR** mais j'invite chacun à trouver la phrase qui l'émeut. Statistiquement, la préférence va aux phrases et pensées spirituelles. A mon sens, cela s'explique par la confiance naturelle que l'individu a mise antérieurement dans des propos largement avalisés. Ca ne peut pas faire de mal. Les phrases qui font du bien, s'étendent sur des gammes plus larges. Un large choix s'offre à tous, alors profitons-en.
Elles sont essentiellement de trois ordres.
– spirituel : prière, mantra, psaume, verset…
– philosophique : ancienne, contemporaine, occidentale, orientale, africaine...
– poétique : prose parlée ou chantée, vers.

RÉSONANCE DE LA PHRASE

- **Dite à haute voix dans chaque phase de la respiration**

Dans un premier temps, pour essayer la phrase, l'étudiant va la répéter lentement et noter son ressenti à la fin de chaque prononciation. Bien campé dans une posture correcte[79], il commencera l'exercice sur la phase d'inspiration. Pour cela, il vide ses poumons complètement en ramenant son menton vers sa poitrine puis, lentement en relevant la tête, il inspirera en prononçant la phrase. Il peut accompagner son mouvement d'une remontée de son bras droit. S'il dépasse l'axe du corps du fait de la longueur de la phrase, il pourra corriger de lui-même le volume de son débit d'air inspiré par rapport à la longueur de la phrase.
L'exercice se fera sur chaque phase de la respiration. L'étudiant retiendra la phase qui lui semble la plus adéquate en se rappelant les séances sur le souffle.

[79] Se reporter ci-avant, Partie 1 (L'approche par le souffle), séance 1 (Postures) ; ou Cadre méthodologique, chapitre 2 (Considérations pratiques), Logique d'articulation des trois groupes de séances, L'approche par le souffle.

- **Murmurée**

L'exercice précédent ayant pour effet d'augmenter le volume sonore de la parole, celui-ci permettra d'en contrôler le volume sonore. Pour pratiquer le souffle S[80], il suffit d'inspirer profondément puis en expirant de prononcer la lettre S aussi longtemps que possible (comme le sifflement du serpent) en vidant les poumons au maximum, et enfin de dire la phrase après la rétention à vide, le ventre complètement rentré. Là aussi, l'étudiant peut accompagner son mouvement d'une remontée de son bras droit jusqu'à la verticale.

- **En silence**

C'est dans le silence que tout se joue. L'exercice de murcha[81] prépare, au niveau du souffle, la dynamique de la **DPR**. L'étudiant expire complètement puis retient son souffle en pressant son menton vers sa poitrine ; il émet sa **DPR** dans la rétention puis inspire en relevant la tête lentement. Cette préparation d'appel des énergies guidées par la **DPR** émise se fera dans la conscience que le souffle absorbé rapporte au corps les énergies récoltées à l'extérieur. La rétention du souffle propose le tri sélectif conditionné par la **DPR** choisie.

MEDITATION SUR LA PHRASE

Séance n° 9 – Le choix de la phrase : elles construisent déjà leur propre phrase (22/05/05)

Sans préambule, nous nous installons pour la méditation d'entrée. Chacune présentera à tour de rôle sa phrase. En la prononçant à haute voix, puis silencieusement, elles chercheront la meilleure phase d'activation dans la respiration consciente qu'elles retiendront. Quelques explications seront données pour clarifier l'objectif de la séance. Il s'agit de repérer ou de rechercher une phrase qui soit en harmonie avec soi. La ressentir par l'écoute intérieure et extérieure permet d'en identifier les sonorités disharmonieuses et discordantes d'avec notre propre sensibilité. C'est pourquoi il est important dans un premier temps de choisir une phrase déjà existante dans notre environnement et non d'en élaborer une nouvelle. L'écoute de phrases préexistantes ouvre aussi à l'importance des mots et de leur taux vibratoire. Le cas échéant, une phrase disharmonieuse ou discordante permet d'en expérimenter pleinement la portée émotionnelle et constitue une expérience féconde.

Observations

De fait, les trois phrases proposées sont de pures productions qui faussent un peu l'exercice. Nous les utilisons néanmoins. Les phrases de Justine et de Carole pourraient

---

80 Le souffle S a pour effet de fortifier les nerfs et de développer le contrôle de soi.

81 Force de volonté et de résistance.

convenir dans la mesure où elles sont courtes, simples, et écrites au présent. Hélas, elles sont descriptives. Par conséquent, nous ne les retiendrons pas car ce ne sont pas des phrases d'aspiration. La béatitude sera abordée ultérieurement pour celles qui le souhaitent. Souvent, nous nous sentons jugés dans nos actes de création. Cela tient essentiellement au système éducatif scolaire tel qu'il est conçu actuellement dans la plupart des politiques pédagogiques. La création spontanée et sans analyse ou jugement est très rarement sollicitée. Aussi, les personnes subissant une forme unique d'apprentissage basée sur des connaissances et des savoirs venants tous de l'Autre, développent une réticence pour tout ce qui émane d'elles-mêmes et s'appliquent ou plutôt se cachent derrière des formules de protection correspondant plus à ce qu'elles croient que les autres attendent d'elles. Le souhait de l'Autre passe avant le souhait de nous-mêmes. Pour parvenir à produire librement ce qu'on à envie d'être y compris dans nos dimensions créatives, il me semble nécessaire d'abolir les barrières, antérieures ou actuelles, jusque-là acceptées de notre propre expression. Cela passe par la remise en question de la prééminence du regard des autres et par l'apprentissage de la tolérance et de la considération envers notre image. En **DPR,** nous ne cherchons pas à montrer que nous avons bien compris. Nous essayons plutôt de nous expérimenter, quitte à nous tromper. Pour l'instant, il s'agit donc d'expression de vœux trouvés dans un support préexistant (phrase philosophique, spirituelle, poétique…).
Aussi, bien qu'en avance sur le programme, c'est la phrase de Jùlie qui servira de support. En nous attardant sur cette phrase, nous anticiperons sur la création d'une phrase. Après beaucoup d'hésitations, Julie choisit une phrase parmi toutes celles qu'elle a rédigées : « je voudrais voyager en France ». C'est parfait. Il y a tout ce qu'il faut éviter. Nous nous pencherons toutes sur l'analyse de sa phrase et je profite pour la remercier de son substrat pédagogique. Nous étudions donc le « je » ; le « vouloir » ; le temps de la phrase ; celui du projet ; son cadre. Sa reformulation par toutes les trois est enrichissante et leur permet de voir comment une même aspiration peut revêtir plusieurs tournures. En effet, j'apprends que c'est effectivement le vœu de toutes les trois pour les prochaines vacances. Ce travail, bien que théorique et empiétant sur les autres séances, s'avère très porteur. Carole se remémore son souhait de départ et durant toute la séance me demande si elle peut revenir sur la formulation qu'elle en avait faite. La reformulation par elle-même de sa phrase est déjà en train de s'opérer ; elle ne redoute plus de s'être trompée. L'ignorance, n'est pas importante en **DPR**. Les actes opérés délibérément, en pleine connaissance, portent aux plus fortes conséquences. C'est là encore une question de foi et d'intention. Nous passerons à l'activation de la phrase émanant d'elles ou choisie par elles, parmi des phrases connues dont la résonance est optimale.

Débat première partie

Visiblement, l'exercice du jour n'avait pas été compris. De même, l'énoncé de ma demande antérieure lors de la séance passée, semble aujourd'hui insuffisamment précis, à moins que la volonté des trois n'ait anticipé sur la suite en imposant son propre rythme. Nous sommes prêtes à créer nos propres phrases, ce qui pourrait d'ailleurs être le challenge. Le débat se résumera donc à remettre l'objectif de la séance à l'ordre du jour, à s'assurer que tout le monde en a compris la portée et à travailler sur une des phrases créées comme si elle avait été sélectionnée préalablement. Le travail sera plus long et plus complexe donc. Malgré tout, Julie m'assure qu'elle a apprécié cette séance. Elle a pris plaisir à être au centre du débat.

Débat seconde partie
Étrangement, hors séance, cette partie du débat se fera entre Carole et moi uniquement. La communication est effectivement établie mais demeure « très violente » de l'avis de Carole. En effet les adolescentes semblent avoir accepté le principe de communication mais en imposant leurs propres règles. C'est donc la mère qui est acceptée dans leur mode d'expression et non l'inverse. Pour elle, il s'agit maintenant d'être patiente.

Sortie de séance
Personne n'a envie de clôturer la séance. Sans doute parce qu'il y a encore plein de choses à dire. L'expression des vœux est un exercice structurant et passionnant. On y aborde sa propre philosophie de la vie conjuguée à sa mise en œuvre. Néanmoins, nous clôturons cette séance par une belle méditation récapitulative.

CREATION D'UNE PHRASE DPR

➢ *Le bonheur est en nous. Courons-y, courons-y : il nous attend.*

FINALITÉ

o Matérielle

Richesse, travail, réalisation de soi, créativité artistique ; développement de l'esprit de décision, de la confiance en soi, de l'estime de soi, … sont en général les demandes que les personnes veulent formuler en **DPR**. Elles y parviennent. Mais au fur et à mesure de la compréhension de la **DPR**, elles se tournent vers des considérations moins matérielles. Prenant plaisir à méditer même en dehors des séances, elles s'imprègnent des méthodes de création du temple intérieur et développent la conscience d'elles-mêmes.

o Thérapeutique

Mieux-être, développement de la prise de décision pour entamer une démarche de santé, changement d'alimentation, renforcement immunitaire, auto accompagnement de soins médicaux. A noter que la visualisation de lieux, de véhicules, d'armures, d'armes supplémentaires, de combats contre la maladie, fonctionne très bien chez les enfants.

o Spirituelle

Prise de refuge, conscience spirituelle, découverte de son temple intérieur, création de sa prière ; de son propre mantra ; de ses propres protocoles de méditation…

CONSCIENTISATION

o Idées forces ou idées-clés

L'identification et la conceptualisation de nos projets de vie se révèlent à nous de façon plus explicite quand nous abordons les choses avec notre âme d'enfant.

Les trois vœux que nous avons peut-être faits, lors de la demande de réalisation des souhaits, dans les fameuses histoires qui nous étaient contées et où, nous identifiant au héros de l'histoire, nous espérions en nous-mêmes qu'elle nous fut adressée, avaient par cette magie, la force du réalisable. Ces trois vœux, rappelons-nous, qui exprimaient alors ce que nous souhaitions le plus au monde, avaient trois qualités. De peur d'être incompris et de ne pouvoir les répéter, nos vœux étaient simples, directs et sincères. Simples dans l'expression, directs dans l'immédiateté et sincères car venant du cœur. Quand il entend cette demande : « que feras-tu plus tard ? », l'enfant commence généralement par répondre : « quand je serai grand, je serai… »

Autrement dit : « quand les conditions seront réunies je serai… »

Grandir est dans l'ordre des choses mais par contre, il nous appartient de réunir les conditions favorables à la réalisation de nos projets.

Etre et non avoir : chacun de nous peut réaliser l'état désiré par un travail conscient sur soi – ici une **DPR**. L'introduction d'une volonté d'avoir crée une distanciation d'avec l'objectif. Le sujet sort de l'unité qu'il a de lui-même et développe la conscience du manque à couvrir, du non avoir et de la peur de perdre ce qu'il « est » déjà. Celles-ci sont génératrices de souffrances. Plus le manque semble insurmontable, plus la peur d'être dépossédé et plus la souffrance qui en résultent sont grandes. Les sages diront : « heureux ceux qui se contentent de peu ! ».

La **DPR** propose une attitude constructive d'inscription dans la vie. Il ne s'agit donc pas d'avoir des richesses mais d'être riche.

- **Projection des conditions favorables à leur réalisation**

Telle aspiration se réalise si les propres forces que le sujet a mobilisées par ailleurs (y compris dans le passé ou « karma ») le lui permettent. Autrement dit, la réalisation se produit si/quand les conditions sont réunies.

Toute mobilisation antérieure peut être modifiée, augmentée ou annulée par la construction de métarègles nouvelles et la conscience de leur permissivité.

La phrase **DPR** sera génératrice de bonheur accru lorsque, en démarche de sincérité, la demande sera associée en conscience et verbalement à celle de tous les êtres qui y aspirent comme le demandeur – pour son propre bonheur et celui de tous les êtres !

CONSTRUCTION TECHNIQUE

- **Projet / ambition**

C'est en se changeant soi qu'on change le monde (loi des consciences minoritaires)[82]. Cela est vrai pour les groupes ; cela est vrai pour soi.

---

[82] Les théoriciens des « minorités agissantes » – qui forment actuellement un courant de pensée en psychologie – soutiennent qu'une minorité est tout à fait capable de modifier le cours de l'évolution d'un groupe.

Pour ceux qui désirent malgré tout changer l'autre : qu'ils s'attaquent plutôt à la relation qu'ils désirent changer. Elle n'est rien d'autre qu'un lien plus ou moins dense qui relie l'un à l'autre et à ce titre elle est seule modifiable par celui qui en émet le vœu.
En se changeant soi-même, nous parvenons à changer le bout de la relation qui nous incombe. Par voie de conséquence, nous invitons l'autre à reconsidérer son bout de relation et donc par associativité, lui-même. « Je change (tel ou tel élément dans la relation) et toi que fais-tu ? ». La question semble simple mais elle est plus profonde qu'elle n'en a l'air. Elle sous-entend : « Je suis prêt(e) à changer ; désires-tu changer ? » puis : « Les conditions favorables à mon changement sont réunies ; les tiennes le sont-elles ? ». La demande est faite en conscience. Le message clairement reçu, la remise en question du récepteur lui appartient. Le cas échéant, sa conscience prendra alors le temps nécessaire à l'expression du changement à opérer sous condition de métarègles c'est-à-dire, par exemple, si son souhait de poursuivre la relation est déterminant. Vice-versa. Face au changement proposé en retour, la démarche est identique. Avançons à petits pas, par des phrases simples, avant de nous lancer plus avant dans des propositions de changement plus complexes. Mais surtout, faisons confiance à notre corps : sachons l'écouter et acceptons de le faire. Dans son alchimie interne, il exprime mieux que tout notre volonté de bonheur.
Le reste est patience et lâcher prise. Inch'Allah.

- **Métarègles**

Tout est possible sur soi dans le cadre, conscient ou non, que l'on s'est antérieurement choisi. Ce cadre prédétermine tous les autres choix. Veiller aux contradictions des pensées et actions. Accepter les intuitions parfois surprenantes (elles diffèrent des métarègles, des credo, des principes acquis, des ensembles de règles héritées) peut nous déstabiliser dans un premier temps. Très vite, nous gagnons en confiance en soi, en connaissance de soi et nous développons notre créativité.
Un travail préliminaire ou spécifique sur les métarègles peut-être nécessaire. Il s'agit alors d'un recodage en conscience qui s'opère de la même manière que la création d'une phrase **DPR**.
Il convient d'attendre quelques semaines pour ressentir à nouveau le souhait de transformation. Généralement, la transformation des métarègles se suffit à elle-même – tous les outils étant désormais à notre disposition. Un accompagnement peut néanmoins être sollicité pour la coordination des étapes.

- **Syntaxe**

« Ce qui se conçoit clairement s'énonce facilement et les mots pour le dire viennent aisément» Boileau[83]. Il est important, avant de formuler toute phrase, de prendre le temps de la concevoir. L'objectif de la phrase doit, dans un premier temps, être simple. Pour l'exercice, il convient de prendre une pensée courante facilement résumable en peu de mots. Expérimentons la construction de notre phrase, de sa motivation à sa conceptualisation et des différentes pensées annexes jusqu'à son expression orale à haute voix.
Par exemple, une jolie robe me fait plaisir dans la vitrine d'un magasin. En la regardant, je m'imagine déjà revêtue de cette robe. Je pense tout de suite : « cette robe m'irait bien » mais à l'amie qui m'accompagne je dis simplement : « je veux cette robe » ; plusieurs autres pensées se superposent en même temps : « combien coûte-elle ? Ai-je assez d'argent ? La couleur me va-t-elle ? … ». Il s'agira donc d'exprimer uniquement la pensée retenue dans des termes précis et appropriés.

- **Importance de la place des mots**

Commencer une phrase par « je » transfère notre toute puissance créatrice au mot qui suit. La majorité des gens expriment leur souhait en commençant leur phrase par « je veux… » et sont découragés de collectionner des échecs. Plus nous désirons une chose et plus cette chose s'éloigne de nous...
La résultante est que le vouloir est prédominant sur l'objectif. Le risque de rester dans le vouloir l'emporte sur la réalisation, même datée, de l'objectif. Il est donc préférable d'opter pour des verbes qui expriment un état.
L'état souhaité peut à son tour être renforcé en utilisant des adverbes, des comparatifs de supériorité et des superlatifs. Plus généralement, la phrase peut comporter différentes tournures exprimant des améliorations de résultat (de plus en plus, de mieux en mieux, progressivement…)

- **Ressentir sa propre phrase**

A nouveau, l'étudiant va expérimenter l'expression de la pensée dans le souffle. Sur le support de sa propre phrase, cette fois-ci, il conjuguera l'énergie de son propre mental à celle des énergies émanant d'autres sources intérieures ou provenant de l'extérieur (prâna, …).

---

[83] Boileau, L'art poétique, chant I.

Dans un premier exercice, la phrase élaborée est alors lue à haute voix, puis murmurée et enfin pensée.
Au cours de l'exercice suivant, l'étudiant est invité à prononcer mentalement sa phrase sur une des quatre phases de la respiration consciente. La prononciation à haute voix n'étant possible que lorsque l'air est expulsé – ce qui permet la vibration des cordes vocales. Certains exercices pourront néanmoins se faire en inspir pour travailler à l'impression en soi. L'expression hors de soi est véritablement véhiculée sur l'expir.
Chaque ressenti, qui survient au cours des deux exercices, sera mémorisé pour être ensuite analysé selon la grille suivante que je vous propose de partager.
Celle-ci est simple et se résume en **cinq points fondamentaux de la projection verbalisée** :

- la puissance du « JE »
- la délégation au verbe qui suit le « JE »
- la réalité et la conscience de « l'ÊTRE »
- la séparativité de « l'AVOIR »
- la permanence du « VOULOIR »

La reformulation de la phrase appartient à chacun. En effet chacun est libre de conserver ou de modifier sa phrase en fonction de sa compréhension de la grille et/ou de ses ressentis lors de son émission parlée ou mentale. En tout cas, je propose de refaire le second exercice avec cette nouvelle phrase et d'en noter, là aussi, les ressentis.

- **Décider, au présent, de la réalité désirée**

Une phrase au présent donne une réalité à l'« ici et maintenant ». Quitte à établir des échéances ou des ordres de priorité, l'utilisation de dates ou de conditions nécessaires est recommandée.

- **Retranscrire la phrase construite**

Rechercher la plus belle transcription en décorant la phrase. Elle peut être dessinée sur un beau support, mise en couleur, agrémentée de décorations. Elle peut être produite par CAO[84] et ainsi intégrer des supports visuels plus élaborés. Tel l'artiste face à son tableau, laisser l'imagination s'exprimer pour la mise en formes et en couleurs de votre phrase. Celle-ci devra toutefois rester lisible. L'essentiel demeurant sa compréhension – la simplicité étant affaire de chacun. Les murs d'Est, particulièrement favorables aux projections de soi, accueilleront chez les

[84] Conception Assistée par Ordinateur.

plus extravertis, les chefs-d'œuvre produits, dans toutes les pièces de la maison. Les plus discrets se contenteront, dans un premier temps, du mur d'Est de leur chambre.

- **Modification**

Du fait de l'efficacité de la méthode, la tentation est grande de modifier une phrase correctement libellée.
La modification ne porte plus sur la forme de la phrase mais sur le fond et s'accompagne souvent d'une redéfinition des objectifs souhaités. Se faisant en profondeur, le travail de création entraîne parfois de réelles remises en question.
Une modification légère peut rendre la phrase plus percutante mais il convient de garder à l'esprit que cette émanation de soi s'inscrit dans une réalité tangible visible ou non. L'inscription se fait avec bonheur dans un corps heureux, débarrassé des contraintes et des souffrances d'un apprentissage rébarbatif. La pertinence et les mots utilisés se doivent de respecter ce que chacun est maintenant.
Il est préférable de conserver une phrase bien faite et d'en produire une nouvelle tout aussi bien faite sans qu'il soit nécessaire de détruire la précédente. Chaque phrase peut être ainsi une projection de soi à l'instant t.

- **Périodicité**

Que la phrase soit lue ou récitée ou encore chantée une fois, deux fois, trois fois… Cette pensée appartient à celui qui l'a produite ; il est libre d'en faire ce qu'il veut, y compris de la détruire, de la ranger, de l'offrir. Faut-il réapprendre chaque fois à monter à bicyclette ?

DYNAMISATION

- **Ensoleiller la glande pinéale**

La posture du coyote[85] est un outil précieux d'aide à la décision. Avaler le soleil permet aux énergies cosmiques yang[86] de se distribuer dans tout le corps

---

[85] La posture du coyote a été décrite par Oscar ARREDONDO photographe et ami intime de Don José CARMEN in Yvo PEREZ BARETO <u>L'homme qui parle avec les plantes</u>, Editions Clair de Terre 1998, 224 pages, pp. 99/100.

[86] Le yang est le principe masculin, selon les philosophies orientales. Il est relatif au mouvement, à la projection, à l'action créatrice préexistant à la création et est complémentaire du yin.

Tout réside dans le positionnement de la tête. Faire face au soleil. Une fois le corps stabilisé dans une posture de sa convenance, expirer totalement puis dans la rétention à vide incliner la tête vers l'arrière, bouche ouverte, de telle sorte que les rayons solaires du matin arrivent directement sur le voile du palais.
En inspirant, augmenter au maximum le volume d'air. Terminer l'inspir en gonflant la bouche. Cette boule d'air sera plaquée sur le voile du palais durant toute la rétention à plein. Cette compression permettra ainsi aux énergies solaires de pénétrer le halo imprimé préalablement lors de l'exposition sur le palais. La dynamisation de la pinéale étant alors complète, l'étudiant va avaler cette bulle d'air avant d'inspirer normalement à nouveau.
Dans les conditions « normales », je préconise une posture debout[87]. Néanmoins, dans deux cas la posture assise[88] lui est préférable.
Durant certains mois, entre 9 et 11 heures, le soleil est déjà presqu'au zénith. Si la séance n'a pas commencé plus tôt, la posture devient vite inconfortable quand on la maintient debout.
Pour les étudiants de plus grande taille que moi, je ne puis vérifier l'ensoleillement du voile du palais s'ils restent debout. Je leur demande alors de prendre une posture assise de leur choix, buste en arrière, mains posées en appui arrière du corps. D'où une posture très stable et très harmonieuse que je propose à tous comme alternative au coyote-debout.

- **A chacun son ciel**

Ici en Guadeloupe où le soleil tropical est particulièrement ardant, étrangement, c'est souvent sous un ciel plus ou moins couvert que se prend la première posture du coyote. Les éléments naturels se font sans doute complices et nous préservent d'une première exposition trop brutale. La dynamisation de la pinéale requérant une exposition prolongée pendant la posture, je pense que les conditions météorologiques favorables à chacun dépendent de sa capacité à vivre pleinement cette nouvelle expérience. A chacun son ciel !

- **Le son hypnotique du coyote**

J'explique la réalité de la posture du coyote du point de vue des énergies physiques, émotionnelles mais aussi mentales. Tel le Renard de la fable[89] paralysant mentalement le Corbeau dont le fromage tant convoité ne

---

[87] Le coyote-debout.
[88] Le coyote-assis.
[89] Cf Jean de La Fontaine : Le Corbeau et le Renard.

peut plus lui échapper, le Coyote produit un son hypnotique. Symboliquement, il s'agit bien de l'immensité du potentiel réactivé de la pinéale qui ne nous doit pas faire perdre de vue la conscience de l'action juste.

- **Ajustement de la posture**

Que l'accompagnateur refasse plusieurs fois la posture, est indispensable pour rassurer l'étudiant qui se pose généralement beaucoup de questions non seulement sur l'utilité mais encore sur les risques liés à l'exécution d'une telle posture. L'accompagnateur s'évertuera à réaliser chaque fois la posture avec des phases de respiration courtes.
Faisant le lien avec le sas d'entrée et les séances précédentes, trois respirations conscientes lèveront les appréhensions naturelles envers cette posture nouvelle et totalement insolite. Dans un premier temps, l'exécution de la posture sans dynamisation solaire, répétée plusieurs fois, ainsi que la prise de contact préalable du voile du palais avec l'index, contribuent à rassurer et à recentrer l'étudiant sur son corps physique et ses propres ressentis.

- **Rechercher sa posture juste et confortable**

Pour une réalisation concrète de l'exercice, j'invite tout d'abord l'étudiant à se rendre en plein soleil, face à celui-ci.
Afin d'éviter tout étourdissement qui pourrait découler d'une exposition prolongée en dynamisation, je lui demande aussi d'assurer sa posture.
Ici, la posture juste doit être une posture yin, expression corporelle symbolique de la matrice, réceptrice du yin – principe féminin – creuset de la transformation. La posture yin sélectionnée induira une mobilisation des énergies yin intérieures et constituera un véritable réceptacle des énergies yang extérieures sollicitées lors de l'exposition de la pinéale au soleil. Les postures correctes debout ou assise conviendront. Le confort est aussi important que la posture car le corps est plus réceptif quand il est heureux.

- **Adaptation de la posture**

A l'instar de Clara et d'Eva, chacun peut entrer dans la posture selon les conditions du moment.
Clara s'était rendue sur son balcon. Le garde-corps étant haut, elle y avait adossé une chaise. Assise à califourchon sur la chaise face au garde-corps, elle posa les mains sur le dossier et s'inclina progressivement en arrière. Le positionnement de la tête paracheva la stabilité de la posture.

Elle conserva cette adaptation pour tous les ensoleillements ultérieurs de sa pinéale.
L'averse passagère du matin ayant mouillé le jardin, Eva s'est assise sur le bord d'un tabouret les jambes pliées à quatre-vingt-dix degrés. Pendant tout le temps de la posture, ses mains posées à l'arrière du tabouret lui permettent de trouver puis de garder une inclinaison du buste sans difficulté. Eva commence par expirer totalement puis bascule la tête vers l'arrière jusqu'à obtenir un ensoleillement optimal du voile du palais. Je vérifie cet ensoleillement et lui demande de mémoriser physiquement la posture – tout particulièrement l'inclinaison de son buste et de sa tête – afin de pouvoir la reprendre ultérieurement face au soleil, sur son coussin, les jambes repliées en zazen.

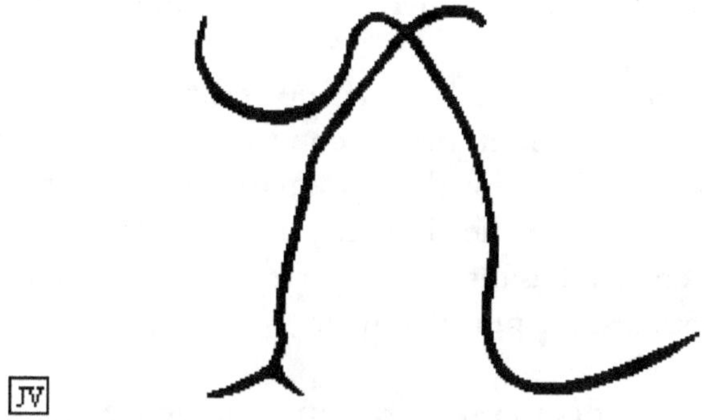

n° 11 **Posture du coyote-assis**

- **Les temps de rétention**

La première exposition, dans une rétention à vide, durera au maximum une minute selon les possibilités de chacun. De légers malaises (étourdissement, voile noir, frissons…) peuvent survenir en début de pratique de la posture. Par la suite, un entraînement de quelques jours permet de doubler, voire de tripler ce temps avant « d'avaler le soleil ».
NB : les malaises évoqués ne sont susceptibles d'aucune nocuité durant une exposition aussi courte. Toutefois l'étudiant en **DPR** a toujours la possibilité de mettre un terme immédiat à tout exercice lorsqu'il en estime l'inconfort insupportable.

Entre 9 heures et 11 heures du matin

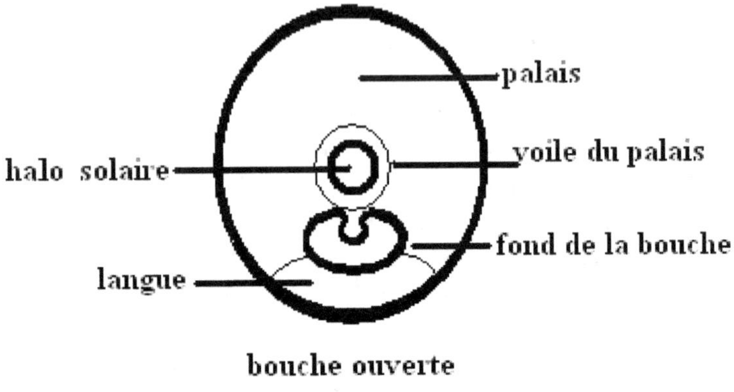

n° 12 **Posture du coyote – ensoleillement de la pinéale**

- **Respirer calmement en écoutant son (ou ses) pouls**

L'écoute de soi permet de se concentrer plus efficacement et de se détacher progressivement de son environnement, même s'il est bruyant. Passé un certain seuil de décibels, changer de lieu ou intégrer les sons extérieurs en les faisant participer : ils vont désormais se fondre au rythme intérieur sans plus déranger.

- **Commencer la respiration consciente**

Pratiquée au plus haut des capacités de chacun, mais sans effort[90], la respiration consciente demande un entraînement antérieur sérieux pour qu'elle soit optimale. Ses quatre phases sont alors parfaitement maîtrisées.

- **Placer correctement la phrase dans la respiration**

Mettre la phrase en boucle en la posant sur la totalité de chaque phase. Il est possible pour certains de répéter plusieurs fois la phrase sur chaque phase ou de choisir délibérément la phase la plus appropriée – conscients des entrées et des tris d'énergies permis par murcha – en fonction de l'activation souhaitée.

- **Visualiser l'objectif**

La visualisation peut être spontanée ou volontaire. Privilégier la spontanéité. Revoir la construction de la phrase si l'image est déplaisante, en insistant sur la compatibilité d'avec ses propres métarègles.

---

[90] A l'instar de l'art alchimiste de l'effort sans effort.

- **Observer dans un premier temps les modifications qui s'opèrent en soi**

Dans les cas de sensations désagréables, revoir la construction de la phrase en insistant sur la compatibilité d'avec ses propres métarègles.
Plusieurs états peuvent survenir :
– juste avant la visualisation,
Impression de décoller ou de s'enfoncer, de tanguer, de tourner à différentes vitesses, de perdre la conscience de son individualité, de se fondre dans la phrase ;
– dans la visualisation,
Impression d'avoir chaud ou soif, d'éprouver une émotion très forte …

Séance n° 10 – La posture du coyote : Carole a solution à tout (05/06/05)

Le rendez-vous d'avant fut annulé pour cause de fête et c'est avec une certaine émotion que je reçois le bonjour de Julie : « cela fait un moment que l'on ne s'est pas vues ». Avec une heure de retard, la méditation d'entrée peut commencer. J'insiste sur la verticalité du corps (ligne de Hara) et son étirement entre les deux points signalés antérieurement (oc) et (at)[91]. Justine, un peu souffrante, préfère s'abstenir de la séance du jour. Sa sœur lui expliquera ultérieurement la séance et nous aborderons les visualisations en sa présence la prochaine fois.
Après quelques explications relatives à la finalité et à la réalisation de la posture du coyote, nous nous retrouvons en plein air pour l'exécuter. Les pieds écartés de largeur de bassin, le corps bien droit face au soleil du matin (il est dix heures), nous pratiquons trois respirations conscientes avant de commencer. Lors de la fin du dernier inspir, nous redressons la tête puis, dans la rétention à vide, nous ouvrons la bouche au maximum de telle sorte que le voile du palais soit inondé de lumière. Sans bouger, nous prolongeons le temps de rétention au maximum déjà atteint préalablement. Dans l'inspir nous remplissons nos poumons et notre bouche d'un nouvel air frais que nous conservons en boule durant le temps de rétention à plein. Pour terminer, cet air contenu dans la bouche sera avalé puis la respiration ordinaire pourra être simplement reprise. Compte tenu du fait que l'exercice est réalisé pour la première fois, les temps d'exécution ne sont jamais très longs et ne dépassent pas les temps prescrits pour une optimisation de la posture. Toutefois un léger étourdissement peut être ressenti.

Observations
Carole simplifie l'explication de la posture. En effet, ayant observé la difficulté de sa fille, elle propose de presser à l'aide d'un doigt posé sur chaque joue de part et d'autre du visage, sans l'expulser, l'air contenu dans la bouche. L'explication devient tout de suite plus claire et l'exercice plus facile. Le basculement de la boule d'air la projette directement sur la voile du palais, comme il se doit. L'exercice étant plus facile, Julie n'éprouve plus aucune difficulté à le réaliser. Nous poursuivons donc la séance en nous exerçant plusieurs fois tout en évitant de dépasser les temps limites d'exposition.
Je retiendrai cette simplification de Carole, lors de toute nouvelle explication de cette posture. Suite à sa remarque (« je porte toujours des solutions ») je lui conseillai, sans

[91] Cf schéma n° 3 « ligne de hara ».

pour autant renoncer à cette qualité, d'envisager pendant quelques temps la résolution (plus longue, certes !) des problèmes par concertation mutuelle.

Débat première partie

Du fait de la complexité de la posture, les ressentis n'ont pu être enregistrés. L'attention était portée surtout sur l'exécution correcte. A la fin des répétitions de la posture, tout le monde était satisfait. Ayant noté une pudeur à réaliser l'exercice dans le jardin du fait de la proximité du voisinage, je proposai de le refaire en position assise, plus confortablement installées et à l'abri des regards. Carole apprécia. Pour Julie cela semblait n'avoir aucune importance. L'utilité immédiate de la posture fut donnée en réponse aux questions de Julie. Comme toujours, ces demoiselles à tour de rôle devancent la séance suivante. Malgré l'explication détaillée, fournie en début de séance sur l'ensoleillement de la pinéale et son utilité, Julie me demande une application pratique – sans doute pour lui permettre d'en apprécier l'efficacité ou pour lui permettre de mémoriser. Je n'oublie pas qu'elle doit refaire la séance avec sa sœur. J'expose alors le principe de l'effet ressort de la **DPR** qui utilise les énergies contenues dans les émotions pour les transformer en créativité. Cette créativité s'exerce tant sur un prolongement de soi (réalisation artistique au choix) que sur soi-même (réalisation de sa propre vie). L'ensoleillement de la pinéale est sans doute un des outils privilégiés d'activation de notre créativité. Utilisons-le comme une clé de contact permettant la mise en route de notre moteur créatif. Le fait est que ça marche ! Avalons le soleil et rayonnons de sa force cosmique créative ! Je prends comme exemple la communication de tous les jours. La mobilisation de l'énergie solaire dans la parole lui donnera sans doute plus de poids et de portée. Autrement dit, chaque fois que nous nous adressons à quelqu'un, nous serons dans un premier temps étonnés que notre propos soit systématiquement écouté et apprécié à sa juste valeur, ce qui ne manquera pas d'augmenter notre assurance et notre confiance en nous. Il sera donc inutile de crier pour se faire entendre si nous sommes les seuls à parler ; inutile aussi de répondre à la violence par la violence pour avoir le dernier mot. La maîtrise de notre propre projection mentale et émotionnelle nous permettra de nous exprimer en toute sérénité sur le support de la parole et ça c'est aussi une forme de créativité de soi ! Le challenge était d'autant plus passionnant que je m'adressais à une adolescente vindicative, facilement en contradiction, toujours prête à tester son entourage y compris moi.

Je proposai donc à chacune un ensemble d'exercices d'application et d'observation sur la communication avec son entourage. Puis j'ai redemandé à Carole en particulier de cesser ponctuellement de donner des solutions – même si elles lui semblaient très appropriées – à tout problème qui se présentait, en essayant plutôt de les approcher par des questionnements.

Débat seconde partie

Ce débat fut mené après la sortie de séance. Carole n'annonça que ce que nous venions de faire s'inscrivait exactement dans les préoccupations familiales du moment. La veille une formidable dispute avec des voisines avait donné lieu à l'expression douloureuse de leur diversité d'approche de la situation. La différence entre les points de vue semblait provenir apparemment d'une absence complète de justification des solutions apportées et à une absence toute aussi complète de communication cohérente entre les deux filles et leur mère. Indépendamment du problème soulevé par la famille voisine, les filles se sentaient non soutenues par leur mère et lui en faisaient le reproche. Celle-ci avait opté pour une résolution du conflit en acceptant pour elle et sa famille des griefs injustifiés.

Cela avait eu pour effet immédiat de retourner la colère de ses filles contre elle. Le confit extérieur avait été désamorcé, certes, mais elle se retrouvait impuissante à apaiser la colère totalement justifiée de ses filles.

Sortie de séance
Après l'ensoleillement de la pinéale, nous sommes donc revenues à l'intérieur de la maison pour clôturer la séance. La récapitulation fut sans doute plus ardue (aucun commentaire ne fusa) car la méditation de sortie me parut plus longue que d'habitude. Je demanderai à Carole, la prochaine fois, de m'indiquer le comportement qu'elle souhaiterait que ses filles adoptent de manière générale en situation de conflit.

ACTIVATION DE LA PHRASE

RÉPÉTER EN BOUCLE

Chaque répétition en boucle d'une formule identique déclenche la mise en résonance de la totalité du corps favorable à l'imprégnation du message. Toutes les parties du corps entrent alors dans le rythme désiré. Comme lors des rituels incantatoires, les psalmodies, les transes et les mouvements de balancier ou rotation ou encore l'égrenage de collier de perles pendant la récitation de prières..., la conscience accepte de communier avec le corps.

- **Sur la phase de respiration retenue**

Le confort de la démarche **DPR** tient au fait que l'étudiant décide de ce qui lui semble intérieurement le mieux adapté.
Souvent, il privilégie spontanément la phase qui lui a semblé la plus difficile au début des séances sur le souffle. Maîtrisée, elle devient un merveilleux tremplin.

- **Sur chaque phase de respiration**

Cet exercice est important à plus d'un titre. En effet, l'apprentissage de la méthode **DPR** implique d'acquérir des outils réutilisables ultérieurement par soi-même.
Sur murcha, la répétition accélère le processus de tri et concentre les énergies favorables absorbées en même temps que le prâna[92] lors de l'inspir. Dans l'expir sont rejetées, en même temps que le CO_2, les énergies défavorables non utilisées et non transformées. Simultanément ou alternativement, sont transportées les énergies émotionnelles et mentales favorables ; leur conservation/fixation est obtenue durant la rétention à vide.

- **Sur la respiration ordinaire**

Par la simple récitation toute phrase peut être **DPR**. Son activation ordinaire s'inscrit d'autant plus vite que le corps, entraîné aux techniques de respiration consciente ou plus généralement aux techniques de pranayama, se met immédiatement en résonance.

---

[92] Cf notes n°39 et 40.

VISUALISATION

- **Accepter les pensées, les images, les couleurs, les sons qui se présentent.**

La confiance en sa propre visualisation passe par l'acceptation de son monde intérieur nouvellement créé ou préexistant. La visualisation d'une phrase se fait à plusieurs niveaux.

Une phrase peut être « vue » de façon littérale : l'impression de la succession de mots dans notre cerveau se présente comme celle qui est visible sur une feuille de papier. La calligraphie y est généralement fantaisiste et en volume. Rares sont ceux qui perçoivent du mouvement ou des modifications – enrichissantes ou réductrices – en réception simultanée.

D'autres manifestations peuvent survenir lors de la visualisation en complément de la phrase ou directement : il s'agit d'images, de sons, de couleurs ayant un lien apparent ou non avec l'inscription.

Certaines personnes observent des constructions organisées derrière leurs paupières ; d'autres les perçoivent en imagerie mentale – comme elles disent : dans leur tête – grâce à leur imagination ou comme des images oniriques. Parfois de véritables scénarii semblent se jouer chez d'autres.

Dans tous les cas, je conseille de les retenir pour les noter ultérieurement.

- **Projeter une image mentale au choix en rapport avec la phrase**

La projection mentale requiert plus de maîtrise dans l'exercice de sa créativité personnelle. Il s'agit, comme pour la phrase **DPR**, de produire dans un premier temps une image simple. Si c'est difficile : ne pas s'inquiéter ; imaginer tout simplement ce à quoi la phrase fait penser. Qu'il s'agisse d'un mot, d'un symbole ou encore d'un paysage : laisser l'image s'imposer sans forcer. Celle-ci va tout naturellement se développer et se comporter comme les visualisations non créées. Les exercices de visualisation demandent parfois plusieurs jours d'entraînement. Tous les exercices de pranayama contribuent à développer la visualisation. Celui que nous proposons dans les séances sur le souffle convient parfaitement. Les exercices de Trataka[93] me semblent particulièrement adaptés à la créativité mentale.

L'acceptation tout au long des séances **DPR** – et pour certains dès la première séance – de ses propres visualisations permet en fin

[93] Cf schémas n° 7, 8, 9.

d'apprentissage une familiarisation avec ces dernières et offre l'accès en conscience à un univers mental riche et facilement mobilisable.
Accordé aux techniques d'activation du support verbal et à la dynamisation des énergies créatrices extérieures (c'est-à-dire à toutes les conditions favorables mobilisées pour l'expression de l'objectif par exécution posturale) et intérieures (en l'occurrence nos propres émotions sollicitées ou saisies de façon opportune), ce potentiel s'offre à votre réalisation.
Libre à chacun, dans la posture physique adéquate (effective ou visualisée mentalement), d'en faire l'expérience. Quoiqu'il en soit, il convient de procéder en douceur et lentement pour laisser s'accorder simultanément tous nos corps (denses et subtils). Dans le cadre particulier de la **DPR**, nos corps physique, mental et émotionnel s'harmoniseront en priorité.

➢ *Contempler la sérénité qui s'installe en soi ; permettre à l'émotion de s'exprimer et laisser croître le bonheur*

Séance n°11 – Activation de la phrase : « je vis quelque chose de super ! » (12/06/05)

L'ambiance de la dernière séance de méditation sur la phrase est très agitée : nous nous déplacerons beaucoup dans la pièce et en dehors. Nous nous retrouvons ainsi dans la chambre de Justine et bien qu'à l'étroit nous ne nous gênons pas. Pour commencer, nous remplaçons la méditation d'entrée, directement, par une dynamisation de la pinéale. A tour de rôle, chacune avale le soleil dans la cour. Entre temps, j'explique la nature de l'activation. La répétition en boucle en est une parmi d'autres. Pour cette activation, chaque personne va se remémorer sa phrase puis recherchera la phase d'activation dans la respiration et la posture adéquate. Ardha-Matsyendrâsana est la posture par excellence pour développer la confiance en soi. Elle peut alors remplacer zazen qui est plus une posture de méditation et d'intégration des données sélectionnées et acceptées. Dhrityâsana, posture de prise de décision déjà vue lors des méditations sur le son, est donc à nouveau proposée en fonction de la formulation des souhaits.

Observations
Bien que fatiguées par une soirée festive et par un manque de sommeil, mes trois étudiantes sont au rendez-vous. Elles alternent des périodes d'intense activité et de micro abattements. Les exercices d'aujourd'hui étant variés, elles profitent des temps de pause et d'explication pour s'étirer, se prélasser et se reposer. Ardha-Matsyendrâsana prise pour la première fois est un peu plus ardue que les autres postures exécutées jusqu'à ce jour mais les adolescentes et leur mère, qui se sont progressivement assouplies, améliorent la posture au fur et à mesure du confort de leur corps. Pour l'activation, Carole choisit d'abord Ardha-Matsyendrâsana. Elle essaiera Dhrityâsana par la suite, quand elle apprendra que l'on peut formuler ou reformuler plusieurs états ou vœux et les tester différemment. Usant pleinement de sa liberté, elle dira simplement : « j'ai changé de phrase » !

Julie exécute sa posture parfaitement et souhaite l'expérimenter de nouveau. En définitive elle l'aura refaite quatre fois, augmentant régulièrement les temps des phases respiratoires. Justine, la plus fatiguée des trois, prend visiblement sur elle pour ne pas s'écrouler entre les exercices. Elle demeure néanmoins attentive à toutes les explications. Doutant toutefois de sa phrase, elle me demande de la vérifier et de la corriger si nécessaire. Elle choisira aussi Dhrityâsana mais expérimentera également Ardha-Matsyendrâsana sans aucune difficulté en augmentant d'elle-même très rapidement les temps des phases de respiration. Les légers maux de tête (liés à l'inaccoutumance à ce type d'enchaînements) que les trois étudiantes me signalent, sont rapidement dissipés par la pratique des contre postures adéquates.

Débat

Un seul débat sera organisé, particulièrement riche. Les visualisations de Carole étaient de plus en plus intenses. Julie semblait en douter n'ayant pas eu elle-même de phénomènes similaires. Quelques recadrages demeuraient nécessaires : « Je réussis très bien tout ce que je fais » est une phrase à double tranchant. Le « tout » implique le meilleur comme le pire. Pour illustrer, je propose : « je réussis à casser très bien ma jambe ». La force de la **DPR** implique un langage précis et approprié. Sa reformulation devient : « Je réussis très bien ce qui est le mieux pour moi ». Déjà plus précise donc moins ambiguë, elle requiert une forte visualisation des objectifs pris un par un à chaque activation. Une telle phrase aurait pu être tout simplement : « Je réussis ma vie » – sous-entendu « à chaque nouvelle étape ». Comme la **DPR** tient compte de la maturité de chacun et de son niveau de conscience, les phrases toutes faites ou ne tenant pas compte du ressenti intérieur peuvent forcer des métarègles et demeurer sans effet. Par exemple, si je dis : « Génétiquement, dans ma famille tout le monde est gros » cette métarègle étant relative au poids, la **DPR** « je passe de la taille XXL à la taille S » risque de mobiliser des énergies contradictoires. Auquel cas, je conseille simplement de commencer d'abord par travailler la métarègle en **DPR** puis de passer à la formulation du souhait. C'est, il va sans dire, un travail en profondeur qui remet en question des croyances très fortes en une certaine interprétation de la science. Les recherches récentes en génétique tendent de plus en plus à prouver que la génétique est modifiable durant la vie utérine en fonction de l'**environnement émotionnel**. De là, à découvrir qu'elle l'est aussi par la suite, il n'y a qu'un pas. Les scientifiques y arriveront sans doute. Je pense que nous pouvons d'ores et déjà franchir ce pas et nous débarrasser de ces croyances « scientifiques » aux fondements incertains, au moyen d'une dynamique sollicitant notre émotionnel – qui pourrait être une **DPR**. J'encourage les plus endurants à expérimenter pendant la semaine suivante cette séance combinant en une seule formule la totalité des outils **DPR**.

Sortie de séance

Parvenues à la fin de cette séance si particulière – la dernière séance sur la phrase – une relaxation globale suivra la récapitulation. En zazen, relaxer en une fois les tensions excessives du corps physique, puis en une fois celles du corps mental et en faire de même pour le corps émotionnel. En dépit de la nuit blanche de la veille, personne n'avait sommeil à l'issue de cette relaxation. Je m'en étais doutée à l'avance, mais j'avais tenu à ne pas remettre en question la nécessité édictée par la mère d'un sommeil récupérateur de plusieurs heures afin de compenser la fête de la veille. Encore une métarègle parentale à revoir... En me quittant, Carole me glissa doucement à l'oreille ce qu'elle avait partagé avec une de ses amies : « je vis quelque chose de super » !

MEDITATION FINALE

–VERS LE DEPASSEMENT DE SOI–

LA RECAPITULATION ET LE LACHER PRISE

LA RÉCAPITULATION

- **Justification**

Bien que nous ayons à chaque fin de séance, expérimenté l'usage du résumé, peu d'étudiants en prennent spontanément l'initiative. Cependant, si les outils abordés progressivement s'inscrivent effectivement en nous, il est déontologiquement indispensable que cet ancrage se fasse en conscience par des procédés mnémotechniques simples et déjà éprouvés.

Revoir la leçon mentalement juste après le cours est un des procédés les plus usités pour retenir l'essentiel. Plus le temps qui sépare le cours de son résumé sera bref, plus le cerveau pourra mobiliser efficacement sa « capacité mémoire ». Une fois l'habitude prise, le cerveau proposera alors des raccourcis réflexes plus performants, rendant cette récapitulation moins fastidieuse. L'approfondissement en sera facilité et pourra être remis à plus tard. De plus, l'enchaînement des séances trouve toute sa cohérence, surtout en fin de séance. La récapitulation se justifie donc ici doublement.

Au terme de la méthode, il convient de faire le même effort mental de mémorisation consciente. Nous inviterons l'étudiant à le faire systématiquement à ce stade d'achèvement pour fixer là aussi les principaux outils disponibles. En faire l'inventaire permet par la suite de gérer à loisir ce panel proposé initialement. Son utilisation sera fonction des objectifs visés, certes, mais aussi de l'état de réceptivité de chacun. En effet, la prise en charge personnelle des séances progressivement développées par l'étudiant, l'amène à s'expérimenter lui-même au quotidien.

Plus sa propre réceptivité sera forte, plus il recevra de son imaginaire créatif activé des outils plus personnalisés, plus appropriés, ainsi que des propositions d'expériences nouvelles, originales et innovantes propices à la réalisation des résultats escomptés et de son conditionnement. Autrement dit, plus sa réceptivité sera forte plus vite seront mises en place des conditions favorables sollicitées parallèlement.

L'efficacité de la synthèse augmente à l'usage.

- **Douze séances en une seule**

Toute la séance se fera en Ardha-Matsyendrâsana, posture yin (matricielle, de réceptivité, mobilisant les énergies intérieures) et de confiance en soi. **Il ne s'agira plus pour l'étudiant de visualiser la bulle de conscience de soi du début de la DPR mais de se visualiser, s'il le souhaite, tel un diamant en Ardha-Matsyendrâsana au centre d'un lotus ouvert[94].**

Pratiquement, dans cette posture, l'étudiant passe en revue tous ses acquis durant environ 30 à 40 minutes. Cette grande méditation pourra éventuellement être entrecoupée d'étirements de confort réalisés en silence. Ces étirements interviendront alors au terme de chacun des cycles de méditations spécifiques. Chaque séance sera résumée durant une série de trois respirations conscientes.

– **La méditation sur le souffle** faite en trois séances donne l'importance de la posture physique correcte comme préalable à la conscience de soi. La discipline du corps debout et assis se fait en douceur et est effective lors de la première séance (**S1**). Dès la deuxième séance (**S2**), l'étudiant, par la respiration consciente, a mesuré et expérimenté sa conscience. C'est lors de la troisième (**S3**) qu'il aborde sa véritable plasticité et son extraordinaire vélocité.

– Généralement, au stade de **la méditation sur le son**, une prise en mains de sa propre séance s'observe. Etonné de découvrir son potentiel, l'étudiant, dans une forme d'euphorie, va se connaître intimement et, s'agissant de la première fois pour beaucoup, va s'écouter. C'est en fait le prélude à la confiance en soi – se faire suffisamment confiance pour accepter les messages de notre propre corps physique. Très vite, certains perçoivent une réalité altérée bien présente et s'impatientent d'en savoir plus d'eux-mêmes. Deux séances ne sont pas de trop pour s'écouter : la première (**S4**) en réceptivité simple, la seconde (**S5**) en émission (Dhrityâsana) et silence contrôlés.

– Chaque méditation renferme sa propre force. Celle de **la méditation sur l'objet** se déploie sur les trois séances qui lui sont consacrées. Les exercices de visualisation provoquent un changement d'état de conscience et donnent une dimension relative à l'acte de percevoir. Le perçu devient alors dépendant de la qualité de perception du sujet, de son état physique, émotionnel et mental … Approcher cette « réalité » confère à l'étudiant un sens profond du discernement. Le dialogue peut s'établir quand l'observateur accepte d'observer. Il laisse alors en dehors de tout raisonnement le contact aurique se faire et, sans intervention de

[94] **A noter que le lotus du cœur comprend 12 pétales.**

la volonté, observe – s'observe. L'observation va pour certains jusqu'à se sentir l'objet : c'est alors l'état de fusion qui est expérimenté. Concrètement, l'étudiant va développer dans un premier temps (**S6**) sa qualité de voir puis, lors de la seconde séance (**S7**), son « écoute visuelle ». Fort de cette qualité, en construisant puis en explorant son laboratoire (**S8**), il pourra accéder sans difficulté, à son imaginaire, à sa créativité.

– Bien qu'étant déjà autonome et efficace, l'étudiant attend de **la méditation sur la phrase** la pierre angulaire nécessaire à la construction de ses objectifs. De fait, cette méditation offre bien plus. Si jusqu'alors il s'agissait essentiellement de technique et d'outils, nous entrons maintenant dans le domaine de la mobilisation des énergies nécessaires. La construction d'une phrase répondant à des critères précis de sélection des mots et par là aussi de l'énergie des mots, une attention particulière est portée à l'analyse de la phrase choisie (**S9**) par l'étudiant. Loin d'être neutre, elle reflète tout d'abord l'indentification du mental de l'individu. Par cet artifice, il apprend à se reconnaître à un moment t de son existence. Il y découvre ses forces et ses faiblesses. « Je veux chanter pour que les autres soient heureux ». Telle était la réponse de Clara, relisant la courte chanson qu'elle avait sélectionnée dans son cahier de catéchisme – « Toute ma vie, je chanterai pour toi, seigneur … ». Ma question avait été : « Que veux dire cette phrase pour toi ? ». L'analyse de la chanson, compte tenu du contexte, montrait non seulement la détresse d'avoir perdu le plaisir de chanter pour les autres, peut-être, mais encore le plaisir personnel de chanter, assurément. La demande était clairement identifiée, ainsi que l'adresse. L'écart entre le souhait et sa formulation apparaissait nettement. Les énergies sollicitées apparaissaient elles aussi. Malgré tout, la phrase choisie demeurait encore la plus proche de ses intentions. Aussi, il n'est pas vain dans ce cas précis de rappeler à cette jeune croyante l'adage : « Aide-toi et le ciel t'aidera ». Je la questionnai de nouveau : « Qu'en est-il alors de ton propre bonheur ? Qu'en est-il de tes propres énergies ? ». Dans cette configuration précise, cette phrase de promesse correctement libellée aurait été : « toute ma vie, je chanterai en toi seigneur » … Autrement dit : « en tes énergies, je mêlerai les miennes et, mon plaisir de chanter retrouvé, je te rendrai grâce ». Définir le souhait, le traduire fidèlement, conscientiser nos propres énergies, recevoir les énergies complémentaires sélectionnées, ..., est de notre ressort. Nous pouvons donc y travailler.

Pour la récapitulation, le support sera donc, directement, la phrase déjà créée lors de la dixième séance (**S10**). L'activation de toute phrase, même maladroitement formulée, donne des résultats encourageants. Durant la

séance d'activation (**S11**), seule aura été sollicitée la capacité à activer – la phrase choisie n'étant que le support de l'exercice. Aussi, regroupant les trois séances, la méditation sur la phrase donne lieu pour cette récapitulation, exceptionnellement, à un exercice unique.
A l'ultime séance (**S12**), deux parties se distinguent : **la méditation finale** de récapitulation correspondant à la méditation d'entrée confondue à la pratique des exercices ; le lâcher prise correspondant, lui, à la méditation de sortie.

LÂCHER PRISE ET SEVRAGE

Dans cette ultime partie, l'étudiant va expérimenter la pratique du lâcher prise avec l'outil privilégié, déjà appréhendé, de la relaxation. Une question restée en suspens jusqu'à présent sera aussi abordée pour faciliter ce lâcher prise. Pour beaucoup, expérimenter le vol libre demeure encore un obstacle. Quand bien même la méthode aura été efficace – en accompagnement – ils hésitent encore à l'expérimenter seuls.
De fait, la pratique du lâcher prise est accentuée par une dernière relaxation axée sur le confort physique, la libération du mental et l'expression de l'émotionnel. Il s'agira effectivement d'une démarche personnelle de détachement menée comme lors d'une relaxation ordinaire mais cette fois-ci avec comme support non seulement le corps physique mais aussi le corps mental et le corps émotionnel. A chaque étape de la relaxation, l'étudiant va conscientiser un des trois corps, en relâcher les tensions excessives et passer au corps suivant. Nous ne reviendrons pas sur les techniques de relaxation : elles s'appliqueront à l'identique pour le corps physique et le corps mental – à la différence que pour le corps mental il s'agit de pensées qui se présentent dont on prend conscience et qu'on ne retient pas avant de passer à d'autres. En ce qui concerne le corps émotionnel, bien que la technique soit la même que pour les pensées, il convient de s'y attarder un peu. Pour cela je prendrai tout simplement l'exemple du lâcher prise à la méthode elle-même et à son accompagnateur. Cet exercice venant juste après la récapitulation, loin de vous faire oublier tout le contenu de la méthode DPR, a l'avantage de la repositionner selon votre propre appréhension de la réalité. En garder l'enseignement indépendamment, non pas de vos émotions dans la découverte de vous-mêmes, mais des circonstances dues à la présence de l'accompagnateur. Un travail sur soi-même comme toute introspection est intime et encore peu de gens acceptent de parler de leur ressenti surtout quand il ne s'agit pas de pathologies. Compte

tenu de ce caractère intimiste, un relâchement des tensions excessives de cette relation est nécessaire. Pour toute relation occasionnée par ce genre de démarche, ou trop présente ou encore difficile, chacun pourra procéder de la façon suivante.

- **Etre conscient du lien**

La relation à l'autre sera revisitée en opérant un va-et-vient entre le premier contact avec l'accompagnateur durant une respiration consciente et le regard qu'on a de lui maintenant pendant une autre respiration consciente. Quelles que soient les émotions, il est important de procéder en sincérité. La relation pouvant être un transfert émotionnel, sa prise de conscience effective et volontaire permet un détachement maîtrisé de la relation d'accompagnement. La sympathie qui peut demeurer est affaire de chacun et reste à l'initiative de l'étudiant.
Pour que ça change, se changer soi-même : on en fera de même avec soi, c'est-à-dire que nous revisiterons notre état émotionnel ou vibratoire en nous remémorant trois moments : avant la prise de décision, la prise de décision, le présent. A chaque fois : inspirer, y penser pleinement dans une rétention à plein, relâcher dans l'expir, marquer un temps dans la rétention à vide et passer au moment suivant.

- **Se libérer de nos « attaches »**

Qu'elles soient physiques, émotionnelles ou mentales, nos attaches ont été construites patiemment et parfois même douloureusement. Il arrive que faisant partie de notre réalité quotidienne, elles se soient fondues dans notre paysage, ne resurgissant qu'occasionnellement lors d'excitations environnementales.
– Fil après fil
Nous avons la possibilité de nous en détacher en douceur, sans les supprimer de la mémoire ou les réinterpréter. La prise de conscience du moment précis de l'attache procède de l'inspir ; sa pleine complétude ou son appréciation actualisée, se fait dans la rétention à plein ; le relâchement s'opère dans l'expir ; le moment de calme bien actuel (ou à créer) dans lequel on choisit d'être se fait pendant la rétention à vide avant de passer à un autre lien inopportun.
– Ou couper le cordon
En faisant appel à notre capacité créative, il est possible de rompre symboliquement les attaches réunies en un cordon. Visualiser ce cordon. Dans un inspir, prendre pleinement conscience de l'émotion qui s'exprime et, si elle vous déplaît, dans l'expir laisser le cordon s'effilocher

jusqu'à disparaître. Le souvenir est présent dans la mémoire mais le lien émotionnel peut être ainsi dissout.

- **La conscience élargie nous prive-elle de nous-mêmes ?**

Bien au contraire,

– Comme un oiseau sur la branche

Le ciel est son domaine mais, pourtant, la branche est nécessaire. Pour reprendre son souffle et se projeter vers d'autres horizons, il se pose un instant, occupe ce moment en toilette ou en guet puis prend à nouveau la décision du départ.

Il nous faut, de temps en temps, nous poser sur la branche et prendre un moment pour nous retrouver et observer le monde. Notre conscience – élargie mais aussi plus mobile par la **DPR** – nous donne une efficacité de penser, de nous projeter et d'agir.

En passant de nous aux autres ou à notre environnement, de celui-ci ou des autres à nous, sans perdre notre intégrité (cohésion), nous ouvrons notre conscience au concept d'unité. Ainsi, nous côtoyons la connaissance de l'impact des autres sur nous-mêmes mais aussi de celui qui – par nos actions, faits, gestes et pensées – est provoqué chez les autres. Et, de tous, l'impact de la pensée est le plus difficile à percevoir.

La familiarisation à cette nouvelle perception de soi, acquise patiemment, se révèle à nous telle une évidence comme si elle avait toujours été là, simplement endormie. Sans provoquer d'états de réflexion ou de méditation permanente qui pourraient nous perturber, si ce ne sont nos souhaits, elle permet de se projeter plus avant et, donc, de rechercher en nous-mêmes les moyens de partir vers d'autres objectifs. La méthode **DPR** en cela est propice. Elle s'utilise quand on en a besoin et propose à chaque fois une personnalisation et une efficacité accrues. A ces moments de pause où, cherchant son équilibre de bien-être intérieur, chacun peut à loisir préparer son envol par les procédés simples proposés ou découverts.

– Expérimenter le vol libre

Pour se lancer dans l'expérimentation de sa propre **DPR**, l'étudiant commencera d'abord par refaire simplement en solo le cheminement de la méthode tel qu'il est proposé. Il va alors dans ce premier temps, se fixer un objectif simple et bien tangible dont le résultat sera facilement contrôlable. Puis, durant le déroulement de la **DPR,** il notera les innovations qu'il se proposera et, sans les appliquer immédiatement, il les conservera pour une **DPR** ultérieure afin d'exercer d'ici là son autocritique et de se donner un temps de maturation. La confirmation se fait alors pendant la mise en œuvre de la méthode personnalisée. Si un doute persiste, remettez à plus tard ce genre d'expérimentation. J'ai expérimenté Ardha-Matsyendrâsana alors que je m'évertuais à vouloir rester en équilibre sur un pied dans une posture proche de celle-ci. Sa visualisation est arrivée d'un coup et je l'ai réalisée dans l'instant. L'ayant ensuite pratiquée longtemps en toutes occasions – y compris quand je m'asseyais sur un siège – j'ai commencé à en ressentir les effets puis à établir progressivement les relations entre la posture et les états recherchés. Quelle ne fut ma surprise de découvrir dans un livre de yoga que les applications précises de cette posture étaient identiques à celles que j'avais intuitivement perçues. Ces constatations confirmaient l'idée que je défendais déjà : tout est là ; il suffit de se servir. Encore faut-il en découvrir un chemin d'accès.

LA DPR EN UNE SEANCE

L'exécution mentale de chacune des huit premières séances s'effectuera sur un cycle de respiration consciente, soit huit cycles au total.
Contrairement aux précédentes, les séances 9 à 11, relatives à la méditation sur la phrase, décrite en trois temps, constituent cependant une unité. C'est pourquoi leur récapitulation ne peut se concevoir qu'en un seul temps. Leur exécution s'opérera donc en une série de trois cycles identiques de respirations conscientes. L'enchaînement de toutes les séances se fera sans précipitation. Cependant une respiration ordinaire peut toutefois être nécessaire et permet de reprendre son souffle si la procédure semble trop longue.
J'explique simplement la visualisation, l'organisation et la finalité d'un lâcher prise et propose à chacun de trouver ses propres outils.
Le premier exercice sollicite prioritairement la mémoire mentale et la respiration consciente. Il s'agit en effet de dérouler mentalement toute la méthode, séance après séance, au rythme de la respiration consciente. Dans l'exercice de relaxation, l'étudiant passe d'une partie de son corps à une autre en en relâchant les tensions excessives par le moyen des quatre phases de la respiration consciente.
De même, il s'agira pour lui de revisiter toutes les idées associées à chacune des séances **DPR** au moyen de cette respiration consciente. Ainsi, une focalisation sur chaque séance dans l'inspir sera suivie : a) d'une intensification globale des concepts et idées associées durant la rétention à plein, puis b) de la libération ou fixation de leur pleine puissance mentale en même temps que l'expir et c) enfin d'une rétention à vide en Chiné, avant de passer à la séance suivante dans un nouvel inspir. Bien entendu, au cours de l'inspir le canal d'évacuation permet de

soustraire toutes les pensées indésirables, tandis que le canal de transport vers la fixation permet de les retenir[95].

NB : au cours de cet exercice, en confiance, le mental doit passer au second plan, devenant dès lors simple observateur ou témoin dépourvu de toute intervention volontaire. L'optimisation se fera en fonction de notre vécu préalable de la respiration consciente et de la manière dont notre cerveau saura en tirer profit.

Lors d'un nouvel exercice, les étudiants seront amenés à solliciter leur mémoire émotionnelle en utilisant comme précédemment les effets du souffle et de la respiration consciente. De cette manière, trois moments particuliers seront revisités :

- la prise de décision de débuter la **DPR**
- la globalité de la démarche sans fragmentation aucune
- l'état actuel

Il s'agira ainsi de retrouver, d'amplifier si nécessaire et de libérer toute la puissance de l'état émotionnel désiré à chacun de ces trois moments.

Rappeler les souvenirs de ressentis émotionnels jusqu'à maintenant ne nous pose généralement aucune difficulté. Notre cerveau, régulièrement, l'utilise pour trier les nouvelles informations alors que le souvenir de l'évènement est parfois occulté (souvent dans le cas de DED).

Un dernier exercice facultatif mais que je propose néanmoins toujours à tous, consiste à imaginer ou à visualiser dans l'inspir, d'une part dans un premier temps un évènement émotionnel important intervenu durant la **DPR**, puis dans un second temps, pour ceux qui le souhaitent, l'accompagnateur lui-même. Toujours dans l'inspir, il s'agira d'imaginer ou de visualiser d'autre part, la matérialisation du lien émotionnel qui les relie à soi.

Dans la rétention à plein, chacun pourra prendre toute l'intensité émotionnelle (même si elle est minime) puis y rester jusqu'à la sensation de sérénité pour les DED et avec l'expir dans tous les cas. Après quoi, il effilochera le lien jusqu'à sa dissolution complète. Le calme émotionnel recherché sera maintenu dans la rétention à vide pour permettre une fixation et une optimisation maximales du procédé. Sans altérer le souvenir évènementiel, ce véritable lâcher prise a pour effet d'apaiser la sphère émotionnelle et de la dépolluer efficacement par la suite. De plus, cet exercice permet l'expérimentation immédiate des bienfaits de la respiration consciente. Je le recommande tant pour des DED très lointaines que pour des DED récentes.

---

95 Se reporter ci-avant à la présentation de la méditation sur le souffle.

MEDITATION FINALE

Séance n°12 – Récapitulation et lâcher prise : question de portable (21/06/05)

Cette ultime séance est en quelque sorte une séance de révision de la totalité de la **DPR** de chacun. Après chaque exercice (la récapitulation d'une part et le lâcher prise d'autre part), un mini débat permet d'échanger à volonté les ressentis.
Dès l'arrivée, les étudiantes se positionnent dans la posture Ardha-Matsyendrâsana. Chacune précise une ou plusieurs phases de la respiration consciente au cours desquelles elle activera la phrase sélectionnée.

Observations et première partie du débat
Justine sera boudeuse pendant la quasi-totalité de la séance. Je n'en aurai l'explication qu'en fin de séance.
Après une brève récapitulation que je propose sous le regard interloqué de Justine, chacune entreprend sa propre récapitulation mentale qui se déroule aux dires de toutes sans difficulté. Julie constate qu'il fait noir et ne « voit » rien puis me décrit à l'issue de l'exercice un sentiment de confiance en soi et de plus grande force. Justine affirme un ressenti similaire, sans visualisation particulière mais un ressenti agréable de satisfaction. Je précise que lorsqu'il fait noir il suffit d'allumer. Notre imagination est à ce point active qu'on peut y évoluer dans son étendue virtuelle, simplement en conscience. C'est l'impulsion de départ qui compte. Carole visualise des lumières se promenant comme des fils devant elle ainsi qu'une impression de bien-être. Je note toutefois, pour ma part, en visualisant le souhait de voyage des jeunes filles, des montagnes très proches et infranchissables. J'entreprends spontanément de les abattre avec un engin de chantier et les montagnes m'apparaissent telles des carrières de craie qui s'effritent immédiatement entre mes doigts. Je leur en fais part. Cette visualisation me guide littéralement comme cela se produit parfois pour moi en **DPR**. Le message n'étant pas que pour moi, j'invite alors chacune à en faire de même, avec ses propres outils, chaque fois que des barrières infranchissables se présentent.

Débat seconde partie
Plusieurs solutions se dégagent pour les vacances des jeunes filles. Des jobs à la pelle et des financements de voyages encore incertains. Carole qui est en vacances peut s'organiser pour activer toutes les démarches. Julie se réjouit d'avance et expose ses solutions : des offres de jobs de vacances qu'elle souhaiterait toutes retenir.
Toujours fermée à toutes propositions de job de vacances faites par sa mère, seule Justine ne veut pas faire ce qu'elle n'aime pas. Elle explique ne vouloir qu'un job correspondant à ses aspirations professionnelles. En s'obstinant de la sorte, elle manifeste aussi une colère plus sourde – envers sa mère – colère qu'elle maîtrise mais qu'elle ne sait pas encore bien extérioriser sans faire comme avant. Elle réfléchit et visiblement appelle à l'aide par ce comportement qui pourtant lui ressemble mais qui se modifie en permettant l'ouverture. Carole qui vient d'entendre ou de comprendre enfin sa détresse tend la main vers le pied de sa fille, établissant un contact plein de tendresse qui rappelle un des modes de communication des jumelles entre elles et l'**interroge** sur ce qu'elle soupçonne déjà : une question de téléphone portable à remplacer. **Aucune solution n'est apportée par Carole, elle se contente de poser des questions**. La discussion est difficile mais non agressive. Toutes les alternatives défilent jusqu'à ce que Justine considère comme une injustice : elle est la seule à ne pas avoir de portable et à

se sentir coupée des autres, depuis que le sien est cassé, alors que sa mère en posséderait plusieurs. Comprenant enfin pleinement la raison de cette colère, Carole lui explique qu'elle possède en effet un portable professionnel et un personnel mais qu'elle ne peut se séparer d'aucun des deux et qu'il faudra réfléchir à ce « problème » de portable.

Julie demande alors à sa sœur de préciser s'il s'agit bien de cela et dans un large sourire de compréhension simultanée, Justine confirme. J'ajoute alors qu'un job de vacance lui permettrait de s'acheter son propre portable et par la suite de se payer son permis de conduire pour ses dix-huit ans... Telle pourrait être alors la finalité des jobs de vacances et peu importe s'ils plaisent plus ou moins. Je réalise le travail important que chacune aura fait durant toute cette **DPR** dont l'objectif initial avait été formulé par Carole comme étant d'améliorer la communication entre ses filles et elle-même ainsi que celle existant entre les jumelles qu'elle estimait souvent trop « violente ». J'avais devant moi une triade sympathique et pleine de tolérance. A cet instant, je pouvais prendre congé de cet accompagnement.

J'expliquai à nouveau comme au début de la séance comment rompre ou renforcer un lien. Les exercices de relaxation étant, durant toutes les séances de fin de méditation, préparatoires à ce lâcher prise, il est aisé pour tout le monde de passer à autre chose. Le souvenir demeure comme on le souhaite ; il en est de même pour la relation.

La sortie de la séance

C'est dans cette sortie de séance que se fera l'expérience du lâcher prise, menée comme une relaxation. Les différents corps seront relaxés : physique, émotionnel, mental, auquel on rajoutera la distension du lien d'avec l'intervenant **DPR**.

S'achevait ainsi cet accompagnement si riche en couleurs et en émotions, avec dans les au revoir une émotion naissante d'amitié douce qui me semblait déjà familière. Elle s'était tissée simplement durant toute cette **DPR** et au-delà de la méthode – sa réciprocité ne faisant aucun doute.

UN CHEMIN D'EVEIL (CHAPITRE 3)

REVELER SON ETAT INTERIEUR

Un trésor inestimable est en nous. Quand nous l'ignorons, nous passons à côté de notre vie. Quand nous le cachons et que nous ne l'utilisons pas, nous passons à côté de la vie des autres. Ce trésor, comme le bonheur, ne se donne pas mais se partage. Et, comme le bonheur, il se partage par rayonnement. Profitons-en pleinement et invitons les autres à en faire de même ! Il existe des personnes qui, bien sûr sans le savoir, rayonnent de leur for intérieur. Ces personnes sont de véritables bénédictions pour leur entourage et, de cela, elles sont conscientes[96]. C'est une autre façon d'approcher la connaissance de soi : par rayonnement, par ce qu'on est tout simplement. En effet, la connaissance de soi peut être comprise de deux manières au moins : par une démarche sincère d'introspection et par la conscience révélée de la présence de soi. Cette acception se découvre en conscience bien longtemps après que les autres l'aient perçue. C'est effectivement une révélation : un état d'être exceptionnel toujours présent ou latent. Nombreux sont ceux qui hésitent humblement à le vivre, tant le privilège leur semble injustifié.

Certains grands mystiques décrivaient cet état comme la rencontre avec Dieu. Les personnes qui pratiquent assidûment la prière ou la méditation reconnaissent de tels moments de communion d'avec le divin ou d'avec la conscience universelle. A l'examen du cerveau d'une personne en prière, on pourrait constater la mise en latence des zones cérébrales occipitales sièges de la gestion des sens et une activation très nette de certains points cérébraux localisés dans la zone frontale. La latence ou mise en léthargie des zones régissant les sens permet une déconnection (provoquée par prière ou méditation) de tous les organes des sens, isolant l'individu du monde environnemental physique. Cet isolement serait alors favorable à l'émergence dans la conscience universelle. « Connais-toi toi-même et tu connaîtras l'Univers et les Dieux » !

CREER SON MO(N)DE DE PENSER

En Guadeloupe, j'avais remarqué que lors de discussions entre amis, peu de femmes acceptaient de rejoindre le cercle de discussions des hommes.

---

[96] Ces personnes peuvent être conscientes de l'effet (bénédiction) sans nécessairement être conscientes de la cause (rayonnement de leur for intérieur).

N'ayant jamais connu en Martinique de telles limitations, je m'intéressais à l'un ou à l'autre groupe en fonction de mes seules curiosités du moment. J'attribuais le fait qu'elles faisaient bande à part à une forme d'éducation, de timidité ou encore à un non intérêt pour des préoccupations masculines. Quand, par la suite, il nous est arrivé à mon mari et à moi d'échanger avec des couples sur la réalité de leur relation, je fus étonnée d'entendre des hommes – qui jusqu'alors avaient une façon de penser cohérente et surtout tolérante – se prévaloir d'une supériorité de raisonnement à peine voilée et édifier un mur d'incompréhension dès lors qu'il fallait aborder la communication avec les femmes. Les femmes écoutées par les hommes l'étaient alors selon le mode masculin de communication. Elles avaient fait l'effort, pour être entendues, de maîtriser un système différent du leur comme on maîtrise une langue étrangère. La communication était réelle mais à quel prix ? Y compris dans le mode de communiquer, fallait-il qu'elles renoncent à une partie d'elles-mêmes ?
En observant l'attitude de certains hommes dans leur communication avec le sexe opposé, je retrouvais le même manque de repères que chez les femmes. Ceux qui n'avaient manifestement pas de difficultés, comme ceux qui acceptaient de les surmonter pour communiquer vraiment, pouvaient être distingués facilement.
Les premiers, porteurs du sentiment d'avoir toujours été des sphères – mentale et émotionnelle – féminines, se considéraient généralement comme ayant une identité contrariée. Ne se définissant pas forcément comme appartenant au groupe des hommes et se sentant plus proches des sensibilités féminines ou se sentant totalement femmes, ces personnes se retrouvaient emprisonnées dans un corps masculin.
Loin de renoncer à leur appartenance masculine, les seconds s'investissaient dans une démarche de compréhension du sexe dit « opposé », que ce soit professionnellement, ou par curiosité, ou encore simplement pour mieux les aimer. La recherche d'une meilleure compréhension de l'autre plaçait d'emblée les hommes de ce second type dans des attitudes d'écoute riche et enrichissante, supposant la mise en place de valeurs fondamentales structurantes tant pour eux (intérieurement) que pour leur(s) interlocutrice(s), ou pour la communication considérée globalement. L'accueil par les femmes, évidemment favorable, de telles démarches ou attitudes d'écoute, aide au développement chez ces hommes d'une conscience plus humaine et plus universelle. Ne rencontrant pas les mêmes difficultés que les femmes en matière de communication, ils y trouvent tout naturellement leur place par ce « simple travail » sur soi plutôt que sur les autres.

De même que nous avons tendance à reproduire dans nos actes de tous les jours un mode de fonctionnement hérité et très peu modifié par l'acceptation de nos expériences, de même nous avons des difficultés à nous positionner intellectuellement par rapport à des concepts hérités. Si l'assurance que les certitudes perdurent quel que soit le mode de penser, d'où vient la crainte de la pensée différente ? En quoi le mode de penser recèle-t-il des aspects encore terrorisants ? Sans entrer dans la sphère des déviances mentales, j'invite les deux sexes à faire chacun l'expérience de la pensée de l'autre. Certains aspects de la vie requièrent une appréhension appropriée et c'est où se situe la liberté de penser. Chercher ou prendre une perception dans un registre différent offre une vision plus globale de la réalité. Mon mari et moi avons mis un certain temps à exceller dans cet art de pensées comparées. Nous avions l'habitude de poursuivre à deux, très tard dans la nuit, des discussions commencées avec nos amis – discussions que nous appelions alors « dialogues imaginaires ». Avec beaucoup d'humour et parfois un peu de légèreté, les pensées entendues étaient attribuées, tour à tour, à l'un ou l'autre des protagonistes. Le résultat qu'on pouvait en tirer était chaque fois différent. Pourtant la pensée ayant été la même, seul avait changé le sexe émetteur. Les pensées échangées faisaient alors de femmes très introverties des personnes plus sûres d'elles, plus affirmées. Pour les hommes, incontestablement, la tolérance et l'ouverture d'esprit se développaient. Nous proposions donc par la suite à nos amis d'envisager et d'expérimenter une autre façon de penser. En effet, ce jeu de permutation des modes de penser ne modifie en rien nos pensées mais seulement la manière de les organiser et de les proposer et « ça » c'est toute la différence. Outre une plus grande intellection[97] – toute situation étant analysée et gérée en adéquation d'un mode de penser plus opérationnel – chacun y gagnait un véritable plaisir à penser. Nous avions rencontré un ami qui se désolait de trop penser et voulait y mettre un terme. « Trop penser » résumait trop de pensées. Sa demande avait sans doute été si sincère qu'il avait obtenu ce que j'appelle une véritable délégation de son pouvoir de penser. En ce sens, il laissait la place libre à toute entité désireuse de voir se réaliser ses propres pensées par quelqu'un de connivence… Un autre ami demanda à Philippe une manière de contrôler son mental hostile selon lui à tout genre de démarche d'introspection nécessitant un véritable lâcher prise. Quelle ne fut notre surprise de l'entendre conclure après les conseils de Philippe

[97] L'intellection peut être comprise comme l'efficacité de compréhension et de résolution de la réalité. C'est l'activité de notre intellect.

devant lui permettre de rassurer son mental démesuré : « il s'agit donc tout simplement de *niquer* le mental ? ». Visiblement son mental s'était superbement programmé contre toute velléité d'altération de conscience. Il opposait une résistance à toute défocalisation de sa réalité ordinaire. Il produisait ainsi ses propres barrières à toute intrusion consciente ou non susceptible de mettre en péril ses privilèges. Nous étions en face d'un mental incontrôlable, du fait même de son titulaire. Le contrôle de notre pensée ou de nos pensées via le yoga et la méditation nous réconcilie, là aussi, avec notre propre créativité. Notre mental est un outil qui nous est donné ou qui s'est élaboré pour l'exploration ante-créative de nos propres réalités. Apprenons à nous en servir intelligemment au mieux de ses capacités. Ne nous y perdons pas. Sans jamais « couper la tête au mental » (nous en avons besoin lorsque nous évoluons dans le plan mental !) transcendons-le quand nous choisissons d'évoluer sur des plans « différents (émotionnel ou spirituel, par exemple) ». Comme chacun de nos corps, le mental est un véhicule infiniment précieux !

DEVELOPPER SA JOIE DE VIVRE ET CROQUER LA VIE A PLEINES DENTS

- Transformation d'Eve en Lilith.

NB : Dans l'Ancien Testament, Lilith est le « prototype » d'Eve.

Susie me demanda un jour : « comment rendre mes enfants heureux ? ». Sa famille traversait une grave crise. Plus précisément, son couple se dissociait. Impuissante, elle constatait que ses enfants en souffraient et que dans leur désarroi, ni elle ni son mari n'avaient songé à les préserver. Comment rendre des enfants heureux alors que leurs parents se disputent et menacent de se séparer ? Tout leur monde de l'enfance insouciante s'effondre pour laisser place à la dure réalité des adultes. Là aussi, la pleine conscience de soi est à l'ouvrage. Douloureusement, ils feront l'expérience de leur solitude et de l'appartenance néanmoins à une famille qui se disloque. Il est important de dire que les parents restent les parents, quoi qu'il arrive. Et le rôle de parent se réalise aussi dans l'adversité. La question de Susie reste fondamentale, bien que tardive. S'il est difficile de rendre quelqu'un heureux, il n'en demeure pas moins qu'un parent peut apprendre à son enfant comment être heureux quelles que soient les circonstances. Pour cela, commence l'aventure de notre propre bonheur. Soyons heureux et invitons les autres – y compris nos enfants – à être heureux. Les difficultés rencontrées par le couple sont les difficultés du couple. De même qu'il nous arrive de discuter avec nos enfants de choses graves et d'en relativiser la portée pour les rassurer, de même il est indispensable d'informer nos enfants des difficultés que nous traversons en relativisant celles-ci pour les rassurer. Je conseillai à Susie de construire son bonheur et de le faire partager par rayonnement à ses enfants. Une importante mission l'attendait. Ses problèmes conjugaux pouvaient devenir le point de départ de la construction de ce à quoi elle pensait avoir droit : une vie heureuse au sens où elle l'entendait et non au sens où les autres souhaitaient qu'elle l'entende. Si, comme elle l'affirmait, elle avait sincèrement pris conscience de passer à côté de sa vie et qu'il était indispensable qu'elle se réalise dans ses projections personnelles, et que pour cela il était nécessaire de défaire son couple, alors effectivement ce chemin lui appartenait pleinement. Son mari, s'était aperçu tardivement de sa puissante résolution et rien ne pouvait revenir comme avant ; aucun compromis ne pouvait la satisfaire. Les DED emmagasinées durant de longues années arrivaient à maturité, développant une force intérieure jusque-là insoupçonnée. Elle l'utilisait pour courageusement affronter les moments difficiles de la séparation. Ce nouveau taux vibratoire bien qu'issu de DED pouvait être également réquisitionné, dynamisé et finalisé par la suite, pour permettre la réalisation du potentiel encore inutilisé. Ta vie t'appartient Susie : réalise-la, sois heureuse et ce que tu demandes suivra !

- Fais comme moi, maman !

Sa chambre à coucher est la pièce où Evelyne se sent le mieux. Elle est de surcroît bien isolée. Nous avions donc convenu d'y faire nos séances **DPR**. Suite à la première séance, comme toujours un peu plus longue que celles à suivre, en sortant de la chambre, nous tombâmes nez à nez avec Océane, son adorable fillette de 10 ans. Ouvrant tous grands ses splendides yeux noirs, Océane demanda tout de go à sa maman : « Que faisais-tu dans la chambre avec la dame ? ». Surprise par sa question, Evelyne me regarda d'un air interrogateur. Immédiatement, j'acceptai sa demande silencieuse. Me tournant vers Océane, j'expliquai notre démarche : « j'apprends à ta maman comment faire quelques mouvements pour qu'elle se sente mieux. Ces mouvements, que j'appelle postures ou attitudes, sont faits en y mettant des émotions et des images agréables pour qu'elle s'en souvienne, après, avec plaisir ». Devant l'étonnement d'Océane et l'intérêt que me portait le reste de la famille – brusquement très attentive – j'enchaînai en esquissant quelques pas de danse, profitant de la musique qui s'échappait du poste de radio tout proche : « C'est comme quand on danse. On y prend du plaisir et en fermant les yeux on y mêle des émotions et de belles images ». Le regard d'Océane s'illumina : « A l'école, je fais la même chose avec ma copine », nous dit-elle et, prenant sa maman à témoin : « Maman je te l'ai déjà raconté : quand on voit quelque chose qui nous fait rire, ma copine et moi, d'abord on en rigole et après, alors que c'est déjà passé parfois depuis longtemps, chaque fois qu'on y pense, on revoit la scène et on en rit encore et ça nous fait du bien ! ». Océane avait résumé son ressenti conscient de l'effet ressort **DPR**. Une visualisation (la scène évoquée) conjuguée à une attitude corporelle (la posture naturelle du rire : ici Océane spontanément comme beaucoup d'enfants, se mimait elle-même ; elle était pliée en deux, se tenait le ventre en faisant de petits soubresauts et riait de plus belle) ainsi qu'à un ressenti émotionnel (la joie de rire ensemble avec sa copine ou comme maintenant le plaisir du souvenir ou encore celui peut-être mêlé de l'inquiétude[98] jusque-là contenue mais enfin libérée, et de la compréhension rassurante) pouvaient être porteurs de bien-être.

PRODUIRE DE PLUS EN PLUS D'ACTES DEDIES

« L'énergie suit la pensée ». Ce support de l'action, deviendra une grande loi universelle. Elle viendra en complément de trois autres lois fondamentales : « Au commencement était le Verbe[99] », « Rien ne se perd, rien ne se crée, tout se transforme » et « tout est énergie[100] ». Lors des fortes DED ou DEA[101], il convient d'utiliser ce mobilisateur énergétique qu'est notre émotionnel pour solliciter ou projeter les énergies de réalisation des projets les plus beaux et les plus nobles pour nous-mêmes, pour notre entourage, et pour notre humanité. Les anciens créateurs des grandes religions le savaient et connaissaient les mécanismes et manuels d'utilisation du potentiel émotionnel humain. Bien qu'ils nous en aient légué les principes, les lois et leurs limites, le caractère hermétique des livres sacrés qui était censé protéger l'homme

[98] Je ne pense pas que les parents aient eu l'idée ou le temps d'informer leurs enfants et de leur expliquer préalablement la démarche DPR. L'angoisse de beaucoup d'enfants tient à ce que, d'une part, bien qu'ils ressentent tout leur environnement, bien qu'ils soient généralement conscients de ce qui ne va pas, ils n'en retiennent que l'extériorisation émotionnelle déstabilisante et non l'explication rassurante de leurs parents. D'autre part, leur angoisse tient fréquemment à ce que les parents oublient simplement de leur faire part des stratégies mises en place.

[99] Le Verbe est la projection dynamique du son pensé. Dans d'autres cosmogénèses, il s'agit du souffle, autre état vibratoire de l'énergie dynamisée et projetée.

[100] Y comprit la pensée qui n'est autre que la forme la plus originale ou l'organisation la plus subtile de l'énergie.

[101] Décharge Emotionnelle Agréable.

de ses pensées les plus basses, reste encore une véritable énigme. Pourtant le sens de ces paroles et rituels se cache en nous, dans notre livre sacré intérieur. J'y ai pressenti que tout « cataclysme » individuel peut générer la mobilisation d'énergies de transformation de sa propre réalité. Ne jetons plus notre colère et autres DED par la fenêtre ! Avec elles faisons comme l'artiste : « créons[102] » ! Rentrons en nous-mêmes et méditons sur le sens que nous souhaitons donner à notre vie. Nous dire bonjour en conscience est à notre portée plus que nous ne le pensons. Nous contribuons effectivement à réunir les conditions favorables à la réalisation du bonheur – qu'elles soient latentes à l'état d'énergies ou qu'elles soient déjà réalisées. Cela peut sembler utopique mais il n'en demeure pas moins que cela nous appartient.

DE LA CONSCIENCE DE SOI A LA CONFIANCE EN SOI

Nous arrivions à la fin du travail : il ne restait plus qu'une séance sur la phrase **DPR** et les deux séances supplémentaires de sevrage de la méthode.
Ayant perçu une contrariété, je demandai à la jeune femme si elle avait changé de phrase. Elle opina de la tête et débita une nouvelle phrase très longue et très compliquée. Je sentis immédiatement le trop-plein d'émotions qui l'assaillaient. Calmement, je l'invitai à se recentrer dans la méditation et lui assurai qu'on verrait la formulation de sa phrase **DPR** ultérieurement. Le travail sur Dhrityâsana fut laborieux, vu son impatience. Elle exigeait une solution immédiate.
Je lui proposai de refaire une méditation en visualisant la posture du moment. Elle retrouva sa sérénité et exprima une **DPR** dépourvue de son angoisse puis me raconta : « Mon patron m'a licenciée sans préavis. J'ai alors appris qu'il ne m'avait jamais déclarée. Sans m'affoler, je me suis immédiatement chargée de le mettre face à ses responsabilités. J'ai été très catégorique dans mon attitude ; je savais ce que je voulais et comment l'obtenir. Je n'ai jamais perdu confiance en moi et tout s'est déroulé comme si je comprenais enfin comment gérer ces contrariétés à l'intérieur de moi-même et dans mon environnement. Je tenais depuis le début de la séance à te dire que j'étais contente de moi. Je me sens malgré cette difficulté parfaitement maîtresse de ma vie. Je vais profiter du mois prochain pour prendre quelques vacances et trouver un travail plus conforme à mes aspirations ». Je l'avais regardée, stupéfaite ! Elle m'offrait par ce discours, le résultat de sa victoire. « Je n'ai quand même

---

102 Autrement dit: transformons les énergies !

pas fait tout ce travail sur moi pour rien, n'est-ce pas ? ajouta-t-elle. – Et si quelqu'un te propose un travail dès demain que feras-tu si tu exclues déjà cette éventualité? lui demandai-je. – D'accord, alors faisons une phrase **DPR** pour qu'il me plaise, non, pour que je m'y plaise. Elle m'appela deux jours plus tard : je quitte l'ancien travail vendredi et dès le lundi suivant, je commence un nouveau travail à durée indéterminée dans le même domaine mais avec plus de possibilités de carrière».
Quelques temps après, elle me faisait visiter son nouvel appartement et me présentait son nouveau petit ami.
Sa phrase **DPR** était : « je suis heureuse, je vis ! ».

A L'OUVRAGE SANS TARDER !

En guise de conclusion...
Certaines personnes m'ont invitée à me positionner aussi sur la spontanéité des émotions et de la vie en général. La vie ne nous enseigne pas la naïveté et l'irresponsabilité mais bien la prise de conscience de nous-mêmes. De deux choses l'une : soit nous subissons notre vie, soit nous décidons d'en être acteur en la construisant avec plaisir et conscience. Il s'agit, là encore, de choix face à la projection qu'on veut et que l'on peut faire de sa vie. Nous nous retrouvons en **DPR**. A mon tour, je les invite donc à explorer avec enthousiasme et joie l'expérience de leur propre vie. En effet, pour la **DPR** il ne s'agit pas de fabriquer des individus prévisibles et robotisés, insensibles à leur propres émotions, mais bien, dans un souci de mieux-être, de fournir à chacun l'accès à son propre programme existentiel et de lui permettre d'en comprendre les mécanismes pour une meilleure gestion de ses émotions spontanées.
La mise en place de quelques repères éveille notre système cérébral à une faculté supplémentaire de gestion émotionnelle dont la performance dépend de chacun. Celle-ci ne contrarie en rien notre libre arbitre et notre capacité à nous redéfinir ultérieurement. Devant la connaissance élargie de cette dimension du potentiel cérébral, notre conscience ne peut que se réjouir. Il va sans dire que la méthode **DPR** n'aborde que succinctement certains concepts et que les réalités qu'elle nous fait entrevoir n'ont a priori rien de fantastique ou de légendaire – bien que… Notre propre monde intérieur est riche et c'est là notre véritable richesse. L'utilisation systématique de la méditation active et créatrice que propose la méthode **DPR** permet simplement – et non sans plaisir – l'assimilation des techniques sur lesquelles elle s'appuie. Bon nombre de personnes fonctionnent déjà consciemment ou non dans ce que j'appelle : « l'intelligence émotionnelle à l'ouvrage ».
Je n'ai fait qu'en conceptualiser une appréhension personnelle alors que je me l'appliquais à moi-même. Aujourd'hui, elle se met spontanément en action lorsque, submergée par des émotions très fortes, je me retrouve avec moi-même dans mes dimensions créatrices. L'accès est ouvert parce que j'ai pris la décision de le laisser ouvert. L'immédiateté de mes réactions **DPR** est voulue. Je suis une passionnée des énergies émotionnelles et une exploratrice de mes propres expériences. Il appartient à chacun de prendre la dose adéquate et le mode d'accès qui

lui convient parmi les outils proposés ou qu'il a pu élaborer en pratiquant sa propre **DPR**.

Dans une démarche de sincérité, je me suis livrée avec mes certitudes et aussi mes réserves quant à la méthode **DPR** que je propose. Il appartient à chacun, s'il le souhaite, tel l'alpiniste à l'assaut de sa propre performance, de se découvrir et de s'éveiller en explorant cette voie. C'est une méthode simple et néanmoins efficace – la simplicité est tout aussi porteuse de sagesse. Qu'elle apporte à ceux qui cheminent en conscience un ancrage supplémentaire en leur propre connaissance d'eux-mêmes !

Nouvelle candidate à la **DPR,** Evelyne se présentait à moi. En mon for intérieur, je savais qu'elle serait, dès le départ, porteuse de questions et d'approfondissements.

Elle écouta attentivement l'explication de la méthode puis me posa une double question : « Qu'est-ce qui garantit que ta méthode va marcher avec moi et qu'elle aura des résultats durables ? ». J'inspirai profondément puis je bus un peu d'eau fraîche du verre que la jeune femme avait posé à mon intention sur la table. C'était la première fois qu'on m'interrogeait ainsi sur la pertinence de la **DPR**. J'étais à la fois impatiente d'y répondre et surprise qu'une telle question ne m'eut jamais été posée auparavant. Aussi, calmement, lui indiquai-je : « Premièrement : à partir du moment où tu commences en **DPR**, c'est toi-même que tu expérimentes et tous tes ressentis te permettront de vérifier par toi-même, en ma présence ou sans moi, ta propre progression. Deuxièmement : je trouve en toi ce que j'ai été. Je me reconnais alors que, tournant en rond dans ma propre cage, je cherchais désespérément une issue salvatrice à toutes mes émotions contenues, redoutant que chaque nouvelle explosion ne soit encore plus dévastatrice que les précédentes. Enfin : que tu parles ou que tu restes muette, je pense que tout un chacun peut ressentir ton émotion à fleur de peau. Quel gâchis si on ne pouvait donc en faire quelque chose de beau et de durable » !

« Je suis athée, ta méthode a-t-elle quelque chose à voir avec la religion ? ». Sur ce point précis, Evelyne sondait ma capacité à accepter les personnes pour ce qu'elles sont et non pour ce qu'elles pourraient être, ou encore moins pour ce que je voudrais qu'elles soient.

Souhaitant dissiper préalablement toute confusion (entre religion, spiritualité et croyances), je l'interrogeai à mon tour sur ses croyances. « Je crois en la vie, en un principe supérieur à toutes choses», répondit-elle sèchement. J'entrepris alors d'expliquer, le plus simplement possible, l'impact incontournable qu'une telle méthode pouvait avoir tant sur les conceptions philosophiques, métaphysiques, que religieuses. « En soi la

DPR ne conduit pas automatiquement à remettre en cause la religion de chacun. Personnellement, je respecte les choix religieux de mes étudiants, car ce sont des voies d'expression spirituelle. Pour autant, ce ne sont pas les seules. Selon moi, en effet, il y a autant de religions que d'individus ». Parfois, il m'arrive d'être interpellée, plusieurs mois après la fin de leur **DPR**, par d'anciens étudiants encore hésitants sur leur choix de religion mais non sur celui de leur spiritualité. Je leur propose alors d'expérimenter différemment et simplement la religion dans laquelle ils étaient déjà ou encore, à défaut, de rejoindre en conscience le groupe religieux vers lequel ils se sentent le plus sincèrement attirés. C'est surtout de spiritualité qu'il s'agit, dans la construction personnelle d'une philosophie de vie. Je n'aborde pas la question de spiritualité si l'étudiant ne m'invite pas à le faire. Il n'en demeure pas moins que la quête de soi nous pousse tout naturellement à reconsidérer notre propre spiritualité et à découvrir le sens de notre propre vie. L'élaboration de notre propre sagesse et pourquoi pas l'acceptation de « notre propre » religion peuvent y contribuer largement.

TABLE DES MATIERES

PREFACE : DPR et SOIF DE LIBERTE 7
REMERCIEMENTS 11
SOMMAIRE 13
TABLE DES SCHEMAS 15
TABLE DES SEANCES 17
AVANT-PROPOS 19
IL EST TEMPS ! *21*
DE MA RECONSTRUCTION PERSONNELLE A L'ACCOMPAGNEMENT DES AUTRES : AUX SOURCES DE LA DPR *25*
TRANSFORMER SES DECHARGES EMOTIONNELLES EN ENERGIE CREATRICE 35
CADRE METHODOLOGIQUE 41
CONSIDERATIONS THEORIQUES *(CHAPITRE 1)* *43*
- DEUX OUTILS DE PRISE DE DECISION 43
  - **Dhrityâsana** 43
  - **Ardha-Matsyendrâsana** 44
- LES TROIS PRINCIPES FONDAMENTAUX 46
  - **La prise de conscience de soi** 46
  - **La visualisation des objectifs** 49
  - **Le pouvoir créateur de la pensée** 52
- AUX LIMITES DE LA DPR 53
  - **Le non contrôle de nos pensées** 53
  - **La prégnance des métarègles** 54

CONSIDERATIONS PRATIQUES *(CHAPITRE 2)* *57*
- LES QUATRE PHASES D'UNE SÉANCE 57
- LOGIQUE D'ARTICULATION DES TROIS GROUPES DE SÉANCES ... 60
  - **L'approche par le souffle** 60
  - **De l'introspection à l'auto-valorisation** 62
  - **La dynamique créative** 64
- LE RÉFÉRENTIEL 66
  - **Considérations spatiales** 66
  - **Considérations temporelles** 69
  - **Attitudes intérieures de l'accompagnateur** 71

PREMIERE PARTIE : L'APPROCHE PAR LE SOUFFLE 73
MEDITATION SUR LE SOUFFLE *75*
APPRENTISSAGE DE LA POSTURE *77*
- RECTITUDE DU CORPS DANS LE CONFORT DE LA POSTURE 77
  - **La ligne de hara** 77
  - **Posture confortable sur chaise droite ou petit banc** 81
  - **Assis sur chaise ergonomique** 81
  - **Posture en tailleur** 81
  - **Le papillon** 81
  - **Le lotus** 81

POSTURE ZAZEN SUR COUSSIN SURÉLEVÉ 82
- **Coussin et basculement du bassin** 82
- **Positionnement des pieds** 82
- **Préparation à la pratique de Chiné** 83
- **Pratique de Chiné** 85

APPRENTISSAGE DE LA RESPIRATION CONSCIENTE *89*
SAVOIR RESPIRER 89
- **Par le nez** 89
- **Par la bouche** 91
- **Par le diaphragme** 91
- **L'apnée** 91

LA RESPIRATION COMPLÈTE 92
- **Pratique simple** 92
- **Cycles de même durée** 93

LA RESPIRATION CONSCIENTE 94
- **L'inspiration** 94
- **La rétention à plein** 95
- **L'expiration** 96
- **La rétention à vide** 97

APPRENTISSAGE DE LA RELAXATION YOGUIQUE *103*
L'IMPORTANCE DU LANGAGE UTILISÉ 103
LE POSITIONNEMENT DU CORPS 103
SENS ET DÉROULEMENT DE LA RELAXATION 104
RÉALISATION DE L'ÉTAT DE RELAXATION 104
- **Concentration** 104
- **Mémorisation du protocole** 105

L'IMPORTANCE DE LA RESPIRATION 106
- **Une respiration calme et régulière.** 106
- **Une respiration complète avec murchas** 106
- **Conscientisation et relaxation de chaque partie du corps** 106
- **Une respiration consciente avec murchas de plus en plus longues** 106
- **Canal d'évacuation / Canal de redistribution** 107

DEUXIEME PARTIE : 111
DE L'INTROSPECTION A L'AUTOVALORISATION 111
MEDITATION SUR LE SON *113*
PERCEPTION EXTERIEURE DIFFERENCIEE *115*
OBTENIR UNE PARFAITE ÉCOUTE 115
- **Prise de conscience de son environnement sonore** 115
- **Se détacher progressivement des perturbations phoniques** 115
- **Opérer des va-et-vient entre les sons entendus** 116

CONCENTRATION SUR UN CHOIX PHONIQUE 116
- **Sélectionner un son dans son environnement** 116
- **Le décrire avec précision** 117
- **Augmenter la perception de ce son** 117

o **Imprimer une mélodie en réintégrant le son sélectionné dans son environnement sonore** 117
DÉVELOPPER LE SILENCE EXTÉRIEUR 117
o **Mettre tous les sons sur le même plan** 117
o **Rechercher l'absence de son** 118
o **Percevoir visuellement le son** 118
DECOUVRIR LE SON INTERIEUR *121*
PRODUIRE SON PROPRE SON 121
o **Ecouter ses propres sons corporels** 121
o **Emettre un premier son de son choix. Est-il en harmonie avec soi ?** 122
o **Modifier le son jusqu'à trouver celui qui convient à une aspiration de joie ou de plaisir.** 122
o **Reproduire le son en le tenant le plus longtemps possible.** 123
o **Se ménager une période de silence et d'écoute des ricochets sonores.** 123
o **Répéter plusieurs fois l'exercice en s'aidant de la respiration consciente.** 123
o **Développer son volume sonore.** 124
PRODUIRE SA PROPRE MUSIQUE 126
o **Mélodie courte émise en laissant le son s'exprimer dans des variations improvisées.** 126
o **Reproduire de mémoire la mélodie lors des séances ultérieures.** 126
DÉVELOPPER LE SILENCE INTÉRIEUR 127
o **Technique** 127
o **Exception** 127
MEDITATION SUR L'OBJET *131*
CHOIX DE L'OBJET / QUALITE DU REGARD *132*
CHOIX PERSONNEL DE L'OBJET 132
SIMPLICITÉ DE LA STRUCTURE 133
o **Forme** 133
o **Matière** 133
o **Dimensions** 134
SIMPLICITÉ DU RAPPORT À L'OBJET 134
o **Historique** 134
o **Symbolique** 134
QUALITE DU REGARD 135
POSITIONNEMENT DES YEUX 135
o **Importance de la respiration** 135
o **Trataka : concentration /focalisation consciente** 135
POSITIONNEMENT DE L'OBJET SELON LES DIFFICULTÉS DU SUJET 140
o **Situation frontale** 140
o **Situation latérale /à droite et à gauche** 141
o **Déplacement de l'objet et refocalisation** 141

o **Observation de l'objet par regard périphérique pour augmenter le champ visuel** ... 141
o **Retour à la situation frontale** ... 141
COMMUNICATION AVEC L'OBJET ... *145*
VISUALISATION EXTÉRIEURE ... 145
o **Description détaillée de l'objet** ... 145
o **Description de la rémanence** ... 145
VISUALISATION INTÉRIEURE ... 146
o **Yeux mi-clos** : formes-pensées récurrentes ou persistantes ; présences mentales ou effectives dans le champ visuel ... 146
o **Yeux fermés** : phosphènes ; images mentales ; symboliques ... 146
CREATION DU LABORATOIRE ... *151*
PROTOCOLE ... 151
o **Respiration consciente** ... 151
o **Visualisation spontanée** ... 152
o **Visualisation volontaire** ... 152
o **Sortie** ... 153
AMÉNAGEMENT ... 153
o **Liberté de construction** ... 153
o **Mobilier** ... 154
o **Exploration multidimensionnelle** ... 155
FINALITÉ ... 157
o **Spirituelle** ... 157
o **Thérapeutique** ... 159
o **Créative** ... 160
TROISIEME PARTIE : LA DYNAMIQUE CREATIVE ... 163
MEDITATION SUR LA PHRASE ... *165*
CHOIX PERSONNEL D'UNE PHRASE ... *166*
MODE DE SÉLECTION SELON SA PROPRE SENSIBILITÉ ... 166
o **syntaxe** ... 166
o **Thème** ... 166
RÉSONANCE DE LA PHRASE ... 167
o **Dite à haute voix dans chaque phase de la respiration** ... 167
o **Murmurée** ... 168
o **En silence** ... 168
CREATION D'UNE PHRASE DPR ... *171*
FINALITÉ ... 171
o **Matérielle** ... 171
o **Thérapeutique** ... 171
o **Spirituelle** ... 171
CONSCIENTISATION ... 171
o **Idées-forces ou idées-clés** ... 171
o **Projection des conditions favorables à leur réalisation** ... 172
CONSTRUCTION TECHNIQUE ... 172
o **Projet / ambition** ... 172
o **Métarègles** ... 173

- **Syntaxe** ... 174
- **Importance de la place des mots** ... 174
- **Ressentir sa propre phrase** ... 174
- **Décider, au présent, de la réalité désirée** ... 175
- **Retranscrire la phrase construite** ... 175
- **Modification** ... 176
- **Périodicité** ... 176

DYNAMISATION ... 176

- **Ensoleiller la glande pinéale** ... 176
- **A chacun son ciel** ... 177
- **Le son hypnotique du coyote** ... 177
- **Ajustement de la posture** ... 178
- **Rechercher sa posture juste et confortable** ... 178
- **Adaptation de la posture** ... 178
- **Les temps de rétention** ... 179
- **Respirer calmement en écoutant son (ou ses) pouls** ... 180
- **Commencer la respiration consciente** ... 180
- **Placer correctement la phrase dans la respiration** ... 180
- **Visualiser l'objectif** ... 180
- **Observer dans un premier temps les modifications qui s'opèrent en soi** ... 181

ACTIVATION DE LA PHRASE ... *185*

RÉPÉTER EN BOUCLE ... 185

- **Sur la phase de respiration retenue** ... 185
- **Sur chaque phase de respiration** ... 185
- **Sur la respiration ordinaire** ... 185

VISUALISATION ... 186

- **Accepter les pensées, les images, les couleurs, les sons qui se présentent.** ... 186
- **Projeter une image mentale au choix en rapport avec la phrase** 186

MEDITATION FINALE ... 189

LA RECAPITULATION ET LE LACHER PRISE ... *189*

LA RÉCAPITULATION ... 189

- **Justification** ... 189
- **Douze séances en une seule** ... 190

LÂCHER PRISE ET SEVRAGE ... 192

- **Etre conscient du lien** ... 193
- **Se libérer de nos « attaches »** ... 193
- **La conscience élargie nous prive-elle de nous-mêmes ?** ... 194

LA DPR EN UNE SEANCE ... 195

UN CHEMIN D'EVEIL (CHAPITRE 3) ... *199*

REVELER SON ETAT INTERIEUR ... 199

CREER SON MO(N)DE DE PENSER ... 199

DEVELOPPER SA JOIE DE VIVRE ET CROQUER LA VIE A PLEINES DENTS ... 202

- Transformation d'Eve en Lilith. ... 202

- o Fais comme moi, maman ! 203
PRODUIRE DE PLUS EN PLUS D'ACTES DEDIES 204
DE LA CONSCIENCE DE SOI A LA CONFIANCE EN SOI 205
A L'OUVRAGE SANS TARDER ! 207
TABLE DES MATIERES 211

Achevé d'imprimer par Corlet Numérique - 14110 Condé-sur-Noireau
N° d'Imprimeur : 130712 - Dépôt légal : juillet 2016 - *Imprimé en France*

www.ingramcontent.com/pod-product-compliance
Lightning Source LLC
LaVergne TN
LVHW010926061026
849535LV00007B/2254

* 9 7 8 2 3 4 3 0 8 4 2 5 1 *